MUJER Y FITNESS

**Recomposición del cuerpo femenino:
entrenamiento y nutrición
Soluciones específicas para las mujeres**

©2021 Andrea Raimondi
www.fitnessedintorni.it

AREdit.com

=== Andrea Raimondi ===

[2]

[3]

dedicado a todas las mujeres
que no se rinden

ÍNDICE

Introducción

La estructura física y bioquímica de la mujer ciertamente presenta diferencias con la del hombre. Diferencias que hay que tener en cuenta en la elaboración de planes de entrenamiento y planes de alimentación, pero no tan marcadas como para tener que revisar la teoría y la práctica de un método científico que tiene como objetivo la recomposición corporal. El proceso que conduce a la reducción de la masa grasa y al aumento de la masa magra es el mismo en ambos sexos.

Si quieres adelgazar, es decir, consumir la grasa acumulada, solo tenemos dos formas: introducir menos calorías con la dieta, es decir, comer menos de lo que estás acostumbrado o consumir más calorías con la actividad física, con las mismas calorías introducidas. Si combina los dos elementos, dieta y actividad física, el proceso es más rápido y conduce a una mejor composición corporal. Y mantener los resultados obtenidos en el tiempo. Lo mismo ocurre si quieres mejorar tu masa muscular: tienes que combinar la ingesta calórica adecuada y el entrenamiento correcto.

La contradicción, en términos de fitness, de la opulenta sociedad actual, caracterizada por la gran disponibilidad de alimentos y el aumento del tiempo libre, radica en que propone como ejemplo de cuerpo deseable el cuerpo magro y musculoso de las modelos, mientras que por otro lado hace todo lo posible para mantener a la gente quieta frente a una pantalla, grande o pequeña.

El caso es que no te mueves mucho: solo necesitas caminar media hora al día para mejorar tu forma física.

Un cuerpo mejor, más tonificado y con menos grasa está al alcance de todos. Hay pocas "reglas" que conocer: la teoría es simple. El problema es ponerlo en práctica. Con los ejercicios propuestos en el libro y el plan de entrenamiento descrito, que sirve de base para crear tu propio plan, intentas alcanzar la meta por la que el "fitness" entra en tu vida de manera estable, se convierte en un hábito. Saber cómo funciona realmente el cuerpo humano ayuda a no dejarse deslumbrar por los espejos brillantes de la industria del fitness y los suplementos y la industria alimentaria. No hay dietas milagrosas, no hay pastillas para adelgazar. Existe la voluntad que permite alcanzar los objetivos establecidos, a través de un camino construido en el tiempo.

En el libro destacamos las diferencias entre mujeres y hombres, veremos la teoría fundamental para el aumento de la masa magra y por ende la teoría del entrenamiento y sus variables, también veremos la teoría de los alimentos, los sistemas energéticos del cuerpo humano, la papel de los diversos macronutrientes. Y aplicaremos la teoría tanto al entrenamiento como a la nutrición, utilizando el papel de algunas medidas y algunos índices fundamentales para entender el punto de partida y la dirección del camino. Concluiremos con un ejemplo de recomposición corporal tanto para la pérdida de peso como para el aumento de masa muscular.

En este libro encontrarás todo lo que necesitas para entender cómo construir un plan de entrenamiento y un plan de alimentación o puedes escribirme a info@fitnessedintorni.it para participar en mis programas personalizados de recomposición corporal.

=== Andrea Raimondi ===

Diferencias Mujer / Hombre

=== Mujer y Fitness ===

Diferencias Mujer / Hombre

En este capítulo describimos las principales diferencias entre mujeres y hombres, con el objetivo de determinar si son tales que provocan cambios significativos en la dieta y el enfoque del entrenamiento.

Comencemos con la cantidad de grasa corporal promedio. En general, una mujer tiene un mayor porcentaje de grasa corporal que un hombre. La cantidad de **grasa esencial**, que es esencial para vivir, es en promedio del 10 al 13% del peso corporal para las mujeres, mientras que para los hombres es del 2 al 5% del peso corporal. A continuación se muestra una tabla de resumen:

	MUJER	HOMBRE
Grasa esencial	10-13%	2-5%
Atletas	14-20%	6-13%
Fitness	21-24%	14-17%
Promedio	25-31%	18-24%
Obeso	>32%	>25%

En la naturaleza, nada sucede por casualidad, la presencia del doble de grasa visceral es el resultado de la evolución del animal humano. En este caso, la razón fundamental se encuentra en la capacidad de la mujer para reproducir la especie humana. Durante el embarazo y la lactancia, las reservas de grasa son esenciales para garantizar mayores posibilidades de supervivencia de la madre y el niño. La distribución de la grasa también es diferente, en promedio, entre mujeres y hombres. Esta distribución se deriva del diferente **perfil hormonal**: de la presencia de niveles más altos de estrógenos que se acumulan en promedio en la zona de los muslos y glúteos.

La **estructura ósea** también tiene diferencias que son resultado de la evolución de nuestra especie: los huesos de la pelvis se desarrollan en ancho, mientras que los del hombre se desarrollan en altura. También en este caso esta conformación es evidente para garantizar la supervivencia de la especie.

En promedio, una mujer tiene menos masa muscular que un hombre, por lo tanto, menos células musculares, miofibrillas y menos mitocondrias. En general, menor potencia muscular que en los hobres.

El papel diferente en la fase reproductiva ha llevado a las mujeres a tener un perfil hormonal diferente al de los hombres (y viceversa), con niveles más altos de estrógeno y menos testosterona.

En la tabla las diferencias entre mujeres y hombres en estrógeno y testosterona.

	MUJER	HOMBRE
Estrógeno pg/ml	30-120	15-60
Testosterona ng/dl	15-70	280-1100

Los estrógenos, como decíamos, entre otras cosas regulan la distribución de la grasa corporal, favoreciendo su depósito en las caderas, glúteos, muslos y abdomen por debajo del ombligo. En el cuerpo femenino, alrededor de dos tercios de la producción de estrógenos se produce en el tejido adiposo gracias a una enzima que convierte los andrógenos producidos por las glándulas suprarrenales en estrógenos. Su papel es de primordial importancia en todas las fases del ciclo menstrual con la producción y absorción de progesterona, estradiol, FSH, LH y todos los cambios que esto conlleva a nivel ovárico y uterino y en la temperatura corporal. En cualquier caso, quiero asegurar a todas las mujeres que actualmente no existe ninguna investigación que conduzca a una correlación entre las distintas fases del ciclo menstrual y una mayor o menor capacidad de entrenamiento. Para que conste, informo que algunos hipotetizan, en cambio, un mayor aumento de la fuerza y la cantidad relativa de entrenamiento que se debe realizar durante la fase folicular del ciclo menstrual (antes de la menstruación) y un entrenamiento más ligero durante la fase post ovulatoria.

Nuevamente, todo está relacionado con la situación individual, cómo reaccionas a tu ciclo menstrual.

Sin embargo, lo que importa es la voluntad que uno tiene o puede adquirir.

Biotipos femeninos

Por biotipo nos referimos a una constitución corporal particular caracterizada por características morfológicas y funcionales comunes.

Para las mujeres los principales biotipos son:

Gynoid, tiene forma de "pera", caracterizada por la acumulación de tejido adiposo en la parte inferior del cuerpo: caderas, glúteos, muslos.

Android, tiene forma de "manzana", con una acumulación de tejido adiposo en la parte superior del cuerpo: hombros, brazos, abdomen, mamas, cuello, pecho

Mezclada, tiene forma de "pimienta" caracterizada por la combinación de las dos características.

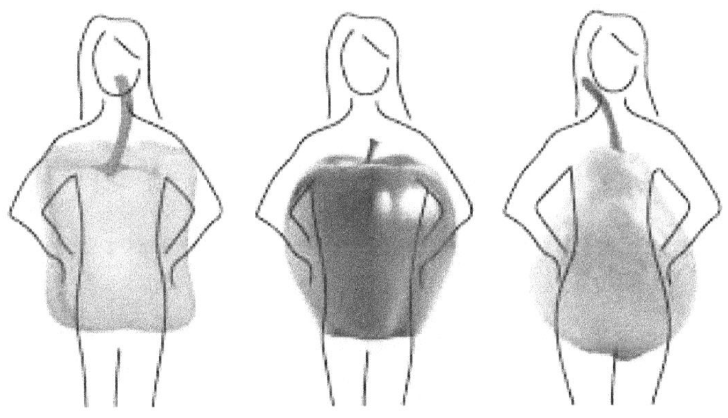

Entender a qué biotipo perteneces puede ser útil para establecer un curso de formación que favorezca las zonas deficientes y lleve a mejorar tu apariencia general. Lamentablemente, no se pierde peso de forma selectiva, por lo que si se acumula grasa en las caderas y los glúteos, es inútil concentrarse especialmente en esa zona. Lo mejor es adoptar una estrategia que conduzca a un aumento del metabolismo capaz de mover grasas, siempre combinado con la dieta adecuada.

Retención de líquidos

Generalmente es una acumulación de líquidos en los espacios entre célula y célula o más bien es un aumento en el volumen del líquido intersticial. El estancamiento de líquidos se suele encontrar en zonas propensas a la acumulación de grasa (abdomen, muslos, glúteos, rodillas y tobillos). El resultado es una hinchazón anormal causada por una circulación venosa y linfática que no funciona correctamente. A menudo se tiende a atribuir el estado de sobrepeso a la retención de líquidos pero, si excluimos el caso de enfermedades renales o cardiovasculares o niveles anormales de estrógenos o colesterol, ocurre lo contrario: el sobrepeso, el exceso de grasa contribuye a la retención de líquidos y sus manifestaciones físicas.

Las causas son, como es habitual, el resultado de malos hábitos alimenticios y un estilo de vida demasiado sedentario. No hay píldoras mágicas ni secretos para tener el cuerpo de tus sueños: tienes que moverte más.

Si la retención de líquidos viene dada por el estancamiento de líquidos entre célula y célula, para comprender mejor es necesario comprender cómo se manejan los líquidos en el cuerpo humano. En este contexto, las cantidades de **sodio** (sal) y **potasio** juegan un papel clave. Más de la mitad del peso corporal está compuesto por agua. El agua del cuerpo se concentra en determinados espacios, denominados compartimentos. Los principales compartimentos donde se encuentran los líquidos son:

Dentro de las células

En el espacio alrededor de las células

Para funcionar con normalidad, el organismo debe asegurarse de que los niveles de líquidos contenidos en estas zonas no sufran variaciones excesivas. Algunos minerales, especialmente los macrominerales (minerales que el cuerpo necesita en cantidades relativamente grandes) son importantes porque también son electrolitos. Los electrolitos son minerales que tienen carga eléctrica cuando se disuelven en un líquido, como la sangre. Los electrolitos sanguíneos (sodio, potasio, cloruro y bicarbonato) regulan las funciones nerviosas y musculares y mantienen el equilibrio ácido-base y el equilibrio hídrico.

Los **electrolitos**, en particular el sodio, permiten que el cuerpo mantenga niveles normales de líquido en los compartimentos, ya que la cantidad de líquido en un compartimento depende de la concentración de electrolitos que contenga. Si la concentración de electrolitos es alta, los líquidos se trasladan a ese compartimento: este es el mecanismo de ósmosis celular. Asimismo, si la concentración de electrolitos es baja, los líquidos abandonan el compartimento. Para ajustar los niveles de líquido, el cuerpo mueve dinámicamente los electrolitos dentro o fuera de las células. En consecuencia, tener la concentración correcta de electrolitos (equilibrio de electrolitos) es importante para mantener el equilibrio de líquidos entre los compartimentos.

Los riñones ayudan a mantener las concentraciones de electrolitos al filtrar los mismos electrolitos y agua que contiene la sangre, devolviendo parte de ella a la sangre y eliminando el exceso a través de la orina. Por tanto, los riñones ayudan a mantener un equilibrio entre la ingesta diaria y la excreción de electrolitos y agua.

El **potasio** es uno de los electrolitos del cuerpo. La mayor parte del potasio del cuerpo se encuentra dentro de las células. El potasio es necesario para el funcionamiento normal de células, nervios y músculos. El cuerpo debe mantener los niveles de potasio en sangre dentro de límites muy estrechos. Si el nivel de potasio es demasiado alto (hiperpotasemia) o demasiado bajo (hipopotasemia), pueden producirse consecuencias graves, como alteraciones del ritmo cardíaco o incluso un paro cardíaco. El cuerpo utiliza el potasio contenido en las células para mantener constante el nivel de potasio en la sangre. El organismo mantiene el nivel adecuado de potasio equilibrando la cantidad introducida con la eliminada.

La **aldosterona** regula la relación sodio / potasio. La aldosterona es una hormona esteroidea producida por las glándulas suprarrenales. Regula el volumen de líquidos extracelulares, el volumen de sangre circulante y el diámetro de las arterias, provocando vasoconstricción. De esta forma regula la presión arterial. Finalmente, de hecho, regula la relación sodio / potasio.

Por lo que acabamos de ver, está claro que una ingesta excesiva de potasio provocará una mayor retención de sodio por parte del organismo, bloqueando su eliminación en el riñón y aumentando la retención de agua. Lo mismo ocurre con una ingesta insuficiente de sodio: el organismo siempre retendrá la cantidad que necesita.

Hay que *equilibrar la ingesta de potasio en función del sodio*, beber mucha agua o, en cualquier caso, más agua de la que habitualmente está acostumbrado: solo para dar una referencia digamos 0,5 - 1 litro cada 10 kg de masa magra (lo haremos ver más adelante cómo calcular la masa magra). Consumir más proteínas, que tienen un efecto diurético y que, combinadas con el entrenamiento adecuado, permiten un aumento de la masa muscular y un mejor control de la retención de agua. Mantener la sal ingerida en la dieta entre 0,5 y 1 g por litro de agua bebido.

En el caso del potasio, bastarán porciones adecuadas de verduras y frutas, y en todo caso alcanzarán una relación máxima de 1:1 con la sal consumida, considerando el potasio total, entre alimento y posible integración.

No hay secretos: **para mejorar tu condición física necesitas introducir la cuota calórica adecuada y moverte más de lo habitual**. Veremos con más detalle en los siguientes capítulos el papel de las calorías y los métodos de entrenamiento más adecuados para el cambio, para la recomposición corporal.

Celulitis

La celulitis comienza a manifestarse con la degeneración de la microcirculación del tejido adiposo, con la consecuente alteración de sus funciones metabólicas. Está ligado a lo que se ha dicho sobre la retención de líquidos: la presencia y estancamiento de líquidos en los espacios intersticiales de las células. El organismo no utiliza correctamente estos líquidos por motivos relacionados con la función de las hormonas y el flujo sanguíneo deficiente. El flujo sanguíneo deficiente no permite el intercambio metabólico celular regular en las áreas donde estos problemas ocurren con mayor frecuencia. En las mujeres, como se mencionó, estas áreas tienden a enfocarse en las caderas y los glúteos. Además, la celulitis tiene un componente *inflamatorio* del tejido adiposo.

Hay cuatro etapas de evolución de la celulitis, las enumero en orden de gravedad:

Etapa 1: se produce una alteración inicial de la microcirculación sanguínea. Los vasos presentan una permeabilidad anormal de la pared y esto provoca exudación plasmática, con estancamiento y acumulación en los espacios intersticiales. Se caracteriza por edema y puede considerarse un estado reversible.

Etapa 2: Los fenómenos que caracterizan el primer aumento. Los intercambios disminuyen aún más y también hay un estancamiento de toxinas. La piel se vuelve pálida, fría y pastosa.

Etapa 3: Se forman micronódulos que dificultan aún más los intercambios metabólicos, provocando una destrucción lenta y progresiva del tejido conectivo de la dermis, la piel tiene el clásico aspecto de piel de naranja.

Etapa 4: Los micronódulos se convierten en macronódulos. Se produce un aumento de tejido fibroso como respuesta a la inflamación del tejido circundante. La apariencia de piel de naranja de la piel se vuelve muy pronunciada, la piel está pálida, fría y dolorosa. Esta etapa puede considerarse irreversible.

Repasemos los diferentes tipos de celulitis.

Celulitis compacta: afecta principalmente a sujetos en buen estado físico con músculos poco tónicos móviles. Es duro al tacto y se localiza en rodillas, muslos y glúteos.

Celulitis blanda: Afecta generalmente a personas con tejido hipotónico, por lo tanto a personas de mediana edad o personas que varían de peso demasiado rápido o de forma desequilibrada. Está ubicado en la parte interna de los muslos y los brazos.

Celulitis edematosa: Se asocia muchas veces con la compacta. Se caracteriza por la presencia de estancamiento líquido de glúteos y pelvis, lo que da a los tejidos un aspecto hinchado y esponjoso. Siempre se asocia a una mala circulación venosa y linfática de los miembros inferiores.

Por lo dicho, podemos decir que la celulitis es una degeneración progresiva de las causas que conducen a la retención de líquidos. Las soluciones son las mismas, es decir, aquellas sobre las que podemos actuar: nutrición y ejercicio físico, con el objetivo, por un lado, de detener o reducir la producción o agrandamiento de las células grasas y por otro de mejorar la circulación sanguínea en las zonas más importantes afectadas por la retención de líquidos y la celulitis. Veremos en el próximo capítulo qué es y cuál es el papel del tejido adiposo, de la masa grasa.

Grasa corporal

En este capítulo intentaremos entender un poco más sobre la grasa corporal, para tener una idea más clara de cómo disminuirla. Más adelante nos centraremos en la masa magra, concretamente en cómo aumentar la hipertrofia muscular, es decir, en el aumento de volumen muscular, o en cómo no perder tono muscular durante una dieta. Esta es la base de la recomposición corporal.

La grasa corporal o más bien el tejido adiposo está formado por células particulares llamadas **adipocitos**. En los seres humanos, el tejido adiposo es de dos tipos: tejido adiposo blanco y tejido adiposo pardo. El tejido adiposo blanco es el más común en el cuerpo humano. Toman su nombre del color que toman cuando se observan con un microscopio óptico.

El tejido adiposo blanco (WAT en inglés) está formado por células grasas uniloculares, de 50-100 micras de tamaño y formadas por una gota de *triglicéridos* (cadena de tres ácidos grasos combinada con una molécula de glicerol) que ocupa casi todo su espacio. El tejido adiposo pardo (BAT en inglés) está compuesto por células grasas multiloculares, que no tienen una sola gota de lípidos sino muchas pequeñas gotas que aumentan la superficie de combustible expuesta al citosol y por lo tanto lo hacen más disponible para el metabolismo celular, dada la presencia masiva de mitocondrias y gran vascularización. El tejido adiposo pardo tiene la única función de producir calor porque las mitocondrias (orgánulos celulares involucrados en la respiración celular, es decir, la producción de energía o calor) de las células grasas multiloculares tienen menos enzimas responsables de la producción de energía y más enzimas y proteínas responsables para el calor de producción.

El número de células en el tejido adiposo varía de persona a persona: en individuos delgados puede contarse de 41 a 65 mil millones, mientras que en sujetos obesos puede llegar a 200 mil millones. La cantidad de células grasas puede aumentar o disminuir. Su diámetro varía de 70 a 120 micrómetros (millonésimas de metro). Una célula de tejido adiposo está compuesta en promedio por un 90% de lípidos. Sabiendo que de un gramo de lípidos (grasas) se obtienen 9 kcal, podemos calcular fácilmente por curiosidad cuántas kcalorías se deben consumir para perder 100 gramos de grasa: 100 gramos de tejido graso, contienen el 90% de lípidos, por lo tanto en nuestra ejemplo, 90 gramos. 90 * 9kcal = 810 kcal de energía. Para perder 100 gramos de grasa hay que "quemar" 810 kcal.

¿Para qué sirve el tejido adiposo?

El papel más evidente del tejido adiposo se refiere a la función de reserva de energía. La evolución del cuerpo humano a lo largo de los milenios ha hecho que la grasa de las mujeres se deposite en las caderas, los muslos y los senos, mientras que en los hombres, especialmente en el abdomen y la espalda. Probablemente las razones radiquen en la función reproductora femenina: se ha visto que durante la fase de lactancia la grasa depositada en esas zonas se moviliza con mayor facilidad. Se ha hipotetizado el papel de que una determinada conformación física dada por las proporciones ideales entre cintura y caderas puede atraer más la atención de los hombres, también caemos en este caso en la motivación reproductiva. Además, si miramos las cosas desde el punto de vista de la especie humana, la finalidad principal de cada uno de sus miembros es reproducirse, mantener, garantizar la supervivencia de la especie como tal. Esto es lo que sucede en todas las formas de vida. La capacidad del cerebro humano para imaginar y elaborar ha llevado, con el tiempo, a la construcción de superestructuras mentales que esconden esta simple verdad: la conservación de la especie. Pero volvamos a la grasa. Mencionamos anteriormente que las células que componen el tejido adiposo pueden crecer tanto en tamaño como en número, variando de persona a persona. Hemos visto que un gramo de grasa se convierte en aproximadamente 9 kcal, mientras que un gramo de carbohidratos se convierte en 4 kcal. Además, se puede almacenar un máximo de aproximadamente 500 gramos de carbohidratos como fuente de energía, entre los músculos y el hígado, en forma de glucógeno.

Si tomamos por ejemplo una mujer de 60 kg con un porcentaje de grasa del 25%, es decir, en promedio, como se informa en la tabla insertada en el capítulo anterior, obtenemos 15 kg de grasa. Eliminamos de estos la parte de grasa esencial, necesaria para la supervivencia, que es del 10-13% en las mujeres. En nuestro ejemplo por conveniencia calculamos el 10% de los 60 kg de peso de nuestro modelo: 6 kg de grasa esencial. Al final obtenemos 15-6 = 9 kg de grasa que se puede utilizar como fuente de energía, es decir, 9 kg * 1000 = 9000 gramos, que son 81000 kcal. Suponiendo un consumo promedio de alrededor de 1800 kcal por día, teóricamente la mujer de nuestro ejemplo no podría comer durante 45 días, asumiendo que toda la energía proviene de la grasa.

Pero, ¿por qué la energía se almacena en forma de grasa? Porque es el tipo de tejido, de células, que ocupan menos espacio y aportan, como acabamos de ver, el doble de energía en comparación con los carbohidratos y las proteínas. De hecho, cada gramo de glucógeno almacenado trae consigo 3-4 gramos de agua, mientras que los triglicéridos del agua solo necesitan aproximadamente de un gramo.

Otro papel importante de la masa grasa se refiere a la función protectora de los órganos internos y la función de aislar de la temperatura externa, especialmente del frío. El tejido adiposo juega una función importante en la regulación general del metabolismo, liberando hormonas y otros compuestos que actúan sobre otros tejidos, como el cerebro, el hígado y el músculo esquelético. Desempeña un papel en el metabolismo de la glucosa, la presión arterial, el apetito y la producción de hormonas. Entre estos encontramos, por ejemplo, la leptina que juega un papel en el manejo del apetito, la angiotensina II que juega un papel en el control de la presión arterial, la hormona anabólica IGF1 o la producción de citocinas, involucrada en el sistema inmunológico.

Por lo tanto, la grasa corporal no debería verse simplemente como un enemigo que llevamos con nosotros. Realiza tareas muy importantes para el bienestar del individuo. Sólo se trata de no llegar a los excesos inútiles que trae consigo el estilo de vida de las sociedades actuales: comida siempre disponible y poco movimiento, con modelos estéticos de referencia antinaturales.

Hay cuatro tipos de grasa según la ubicación y el tipo de células, los describimos brevemente:

Grasa esencial, se encuentra alrededor de los órganos, con un papel protector, en el sistema nervioso, envolviendo los nervios y especialmente en el cerebro. La grasa de este tipo es necesaria para que el organismo mantenga sus funciones normales y se puede considerar el límite máximo que puede alcanzar un proceso de adelgazamiento. Ya hemos visto que el porcentaje de grasa esencial es mayor en una mujer (9-12%) que en un hombre (3%).

Tejido adiposo pardo, Brown Adiposhe Tissue (BAT) en inglés, cuya función principal es utilizar energía, principalmente para calentar el cuerpo. Está compuesto principalmente por mitocondrias, que tienen la capacidad de utilizar ácidos grasos para producir calor. El cuerpo humano está dotado de ella en cantidades limitadas, por lo que este no es el tipo de grasa al que deberíamos aspirar si queremos adelgazar.

La *grasa visceral*, se encuentra en contacto con los órganos internos, debajo de los músculos, especialmente en la zona abdominal. Es una grasa metabólicamente activa, mejor aportada por el torrente sanguíneo, lo que permite reducirla más fácilmente como consecuencia de los estímulos correctos, tanto en la alimentación como sobre todo mediante entrenamientos aeróbicos. Probablemente porque un entrenamiento aeróbico aumenta la liberación de catecolaminas, que se ha demostrado que actúan más sobre el metabolismo de este tipo de grasas.

La *grasa subcutánea* se encuentra, como su nombre lo indica, debajo de la piel. Es el tipo de grasa que intentamos eliminar con nutrición y entrenamiento. De toda la grasa corporal, del 40% al 60% se encuentra debajo de la piel. La distribución de esta grasa varía entre hombres y mujeres. Para las mujeres se encuentra principalmente en la zona de las caderas, muslos y mama, generando los biotipos vistos en capítulos anteriores. Las hormonas juegan un papel fundamental en la distribución de la grasa visceral y subcutánea: durante la menopausia, al disminuir la producción de estrógenos, suele haber un aumento de la grasa visceral abdominal, típica de los hombres. No toda la grasa subcutánea tiene el mismo comportamiento metabólico: existe una diferencia entre la grasa del muslo y la cadera y la grasa abdominal. Algunas investigaciones incluso han destacado tres áreas diferentes dentro de la grasa de la región abdominal: la grasa abdominal más profunda, que se comporta como grasa visceral y es relativamente más fácil de eliminar; la grasa abdominal más superficial, que se ha dividido en superior e inferior, con la zona superior eliminada más fácilmente que la zona inferior. La grasa en lugar de las caderas y los muslos es la más difícil de movilizar, en parte por las razones que se observan al abordar el problema de la retención de líquidos. En cualquier caso, como en todas las cuestiones que tienen que ver con el cuerpo humano, cada persona es diferente y reacciona de manera diferente a los estímulos a los que está sometida, dependiendo de su constitución y de su metabolismo.

Metabolismo de las células grasas

Pueden ocurrir cuatro eventos metabólicos diferentes en las células del tejido adiposo: *Hiperplasia*, la creación de nuevas células grasas, que generalmente ocurre en personas obesas. *Apoptosis*, muerte y desaparición de las células grasas, evento que ocurre solo en ciertas condiciones de extrema pérdida de peso. *Lipogé-*

nesis, formación de nueva grasa en las células grasas mediante glicerol y tres ácidos grasos libres. La *lipólisis*, el proceso bioquímico contrario a la lipogénesis, luego la descomposición de la grasa en una célula del tejido adiposo para obtener glicerol y tres ácidos grasos libres.

La lipogénesis y la lipólisis son procesos que ocurren al mismo tiempo, estamos hablando de la renovación de las células grasas. La rotación varía según el tipo de grasa y es mayor para las células grasas viscerales que para las células grasas subcutáneas. De todo esto se desprende claramente que existe un equilibrio en el movimiento de las células grasas: si el cuerpo almacena más grasa de la que libera, aumenta el aporte energético y el peso corporal.

La grasa está formada por triglicéridos ya almacenados en el tejido adiposo. Una fuente de triglicéridos proviene de la grasa de la dieta, el macronutriente que veremos en detalle en los siguientes capítulos.

Una vez ingerida y asimilada, la grasa de la dieta se descompone y se inserta en el torrente sanguíneo unas 3 horas después. Cierta cantidad de grasa ingerida se utiliza como fuente de energía inmediata o termina en el hígado y músculo esquelético con una función energética y se almacena en esos órganos; otra porción termina en las células del tejido adiposo para ser potencialmente almacenada. En las mujeres suele acabar en grasa subcutánea: algunas investigaciones han demostrado que cuando las mujeres comen, el organismo aumenta el flujo sanguíneo hacia la parte inferior, almacenando calorías preferentemente en las caderas y muslos.

La glucosa se convierte en glicerol en las células grasas, que la toman del torrente sanguíneo y luego la unen a los tres ácidos grasos libres que ya están presentes en ella para formar triglicéridos que quedarán inmovilizados en la célula del tejido adiposo. ¿De donde viene la glucosa? De los carbohidratos ingeridos al comer, o del glicerol convertido en glucosa por el hígado, o de algunos aminoácidos o del piruvato o lactato.

Algunas investigaciones han demostrado que la grasa liberada por una célula nunca se almacena en la misma célula, sino que hay un intercambio y rotación constante en la posición de los distintos ácidos grasos, por ejemplo, los ácidos grasos liberados por las células de la parte superior de la el cuerpo termina en las células de la parte inferior del cuerpo y viceversa.

En todo esto, sin embargo, podemos afirmar que, incluso si introducimos grasas con la dieta, siempre debemos considerar la cantidad total de kilocalorías ingeridas: si seguimos una dieta hipocalórica, es decir, si introducimos menos calorías que las consumidas durante la semana o el mes, se iniciará el proceso de adelgazamiento o si agregas más calorías de las que necesitas para mantener un equilibrio calórico, experimentarás un aumento en la masa grasa.

Quema la grasa

¿Qué significa "quemar" grasa? De hecho, no significa nada, el proceso por el cual se utilizan los ácidos grasos para producir energía se llama oxidación, porque las reacciones bioquímicas que tienen lugar utilizan oxígeno. Al final del proceso, estas reacciones bioquímicas producen ATP trifosfato de adenosina, que es la única fuente de energía para las células. Los triglicéridos del tejido adiposo se utilizan, a través de sus ácidos grasos, para producir ATP por las células del cuerpo. Pocos tejidos, incluido el cerebro, no utilizan los ácidos grasos directamente para obtener energía, aunque pueden utilizar las cetonas producidas por el hígado a partir de los ácidos grasos. Para que los triglicéridos sean utilizados por las células, debe tener lugar un proceso que teóricamente se descomponga en tres partes: descomposición en tres ácidos grasos y una molécula de glicerol, transporte de ácidos grasos al torrente sanguíneo por medio de una proteína, albúmina, recepción y las utilizan las células que las utilizan para producir energía a través de las mitocondrias o para producir nuevos triglicéridos, en el hígado o los músculos. El uso de triglicéridos como fuente de energía depende del nivel de algunas enzimas, que entre otras cosas señalan el nivel de glucógeno en los músculos: cuanto mayor es este nivel, menor es la oxidación de las grasas. Para aumentar la oxidación de las grasas, se debe utilizar glucógeno en los músculos, a través del entrenamiento. Para mejorar su transporte al torrente sanguíneo, se utiliza la actividad aeróbica. Volviendo al primer paso que deben realizar los triglicéridos, la ruptura del enlace entre los tres ácidos grasos y el glicerol, este proceso es impulsado principalmente por el nivel de una enzima llamada HSL, lipasa hormonosensible. En su nivel intervienen muchas hormonas, entre ellas testosterona, cortisol, estrógeno, GH, pero sobre todo los niveles de catecolaminas e insulina. La insulina actúa como inhibidor de HSL, la insulina tiene el propósito de mantener estables los niveles de azúcar en sangre en el torrente sanguíneo, interviniendo cada vez que se come algo para compensar el aumento de los niveles de glucosa en sangre. Podemos deducir que cada vez que se come, se bloquea el uso de ácidos grasos como fuente de energía. Las catecolaminas, adrenalina y noradrenalina, en cambio, aumentan la actividad de HSL, a través de adrenoceptores que, posicionados en la superficie de las células, interactúan con las catecolaminas. Los adrenoceptores pueden ser de tipo α (alfa) y tipo β (beta). Los receptores A se encuentran en la superficie de las células del músculo liso intestinal, cutáneo y renal. La unión de la adrenalina a estos receptores α induce la contracción arterial al reducir el flujo sanguíneo en los órganos afectados. Los receptores β se encuentran en la superficie de las células del hígado, la grasa y el corazón. La unión de adrenalina a los receptores β aumenta la velocidad de contracción del miocardio, aumentando la perfusión sanguínea a otros tejidos. La estimulación de los receptores β aumenta los niveles de ácidos grasos esenciales circulantes, permitiendo su uso como fuente de energía. No se encuentran muchos receptores de tipo β en la grasa subcutánea de las caderas y los muslos, lo que contribuye a que esta grasa sea más difícil de mover.

En cualquier caso, el papel principal lo da la insulina, que prevalece sobre otras reacciones porque tiene el papel más importante, que es mantener estable la calidad de la sangre. Además, hay que tener en cuenta que el organismo tiende a conservar la energía almacenada, para permitirle sobrevivir en periodos de escasez de alimentos, intentando almacenar esta energía, en forma de triglicéridos, en todas las ocasiones posibles. Es decir, en cada comida. De esta mirada rápida y simplificada al funcionamiento del metabolismo celular podemos sacar las siguientes conclusiones: podemos intervenir en este metabolismo de dos formas: **con nutrición y con ejercicio**. *Esto es especialmente cierto para las mujeres, que por razones sociológicas y prácticas se mueven menos que los hombres y practican poco deporte, especialmente en la edad adulta. Perdiendo así uno de los dos pilares en los que se basa el mantenimiento de un cuerpo sin exceso de grasa, la actividad física. También porque no es tan importante cuánto come sino cuánto consume.*

En los próximos capítulos profundizaremos tanto en los aspectos relacionados con la nutrición como en los relacionados con el entrenamiento.

Sistemas energéticos

¿Cómo produce el cuerpo humano la energía para vivir y contraer los músculos?

Todas las formas de vida necesitan energía para crecer, moverse y mantenerse. Miles de procesos que requieren energía ocurren continuamente dentro de las células para satisfacer las demandas de la vida. La energía puede tomar muchas formas en los sistemas biológicos, pero la molécula de energía más útil se conoce como trifosfato de adenosina (ATP).

Hay cuatro sistemas de energía diferentes que generan ATP durante el ejercicio. En el contexto de la actividad física, la contribución de cada uno de estos sistemas está determinada por su intensidad y duración.

Los cuatro sistemas energéticos del cuerpo son:

el *sistema anaeróbico alactacid* o sistema fosfágeno, con el uso de sustratos energéticos como el trifosfato de adenosina (ATP) y la fosfocreatina (PC);

el *lactacido anaeróbico* o el sistema de glucólisis, con el uso de sustratos energéticos como el glucógeno y la glucosa, aportados por los carbohidratos;

el *sistema glucolítico aeróbico*, con el uso de sustratos energéticos como el glucógeno / glucosa;

el *sistema lipolítico aeróbico* con el uso de sustratos energéticos como los ácidos grasos libres (FFA).

Observamos aquí, que el uso de la fuente constituida por grasas corporales se activa tras un esfuerzo prolongado, y no máximo. De este hecho deriva la importancia de incluir sesiones de entrenamiento aeróbico en caso de que necesites adelgazar. Para ello, es útil adoptar técnicas de entrenamiento como la denominada "circuito", que permite incrementar el consumo de oxígeno durante los entrenamientos con sobrecargas. Sin embargo, siempre tenemos en cuenta que todos los sistemas de energía funcionan simultáneamente para producir o restaurar el suministro de energía. La célula de la fibra muscular transforma la energía química en movimiento mediante la contracción de los músculos. La energía química se deriva de la degradación del ATP. La duración del esfuerzo muscular obliga a las células a quedarse sin reservas inmediatamente utilizables y a recurrir a otras fuentes como la glucosa, a través del mecanismo de la glucólisis. Este mecanismo conduce a la formación de ácido láctico, que a su vez pone en marcha una serie de reacciones en el entorno celular que conducen a frenar la producción del propio ATP. En este punto entra en juego el oxígeno, que es capaz de degradar la glucosa con mayor eficacia. El oxígeno se transporta desde el exterior de las células de las fibras musculares a través de la sangre. De esta forma, se prefieren las fibras rojas de contracción lenta, que están más cargadas de sangre, y por tanto de oxígeno, y permiten prolongar el esfuerzo incluso por tiempos prolongados, pero no al nivel máximo. La velocidad con la que se reconstruye el ATP permite que continúe la contracción muscular. El ejercicio produce los ajustes necesarios para mejorar este mecanismo.

La energía que necesita el cuerpo, como hemos visto, proviene del consumo de alimentos. Las células del cuerpo pueden utilizar varios tipos de combustible. El combustible utilizado principalmente y en condiciones normales se produce por la descomposición de carbohidratos y grasas, mientras que solo en casos extremos se degradan las proteínas. Más adelante veremos con más detalle qué son estos elementos y qué hacen, por el momento es importante entender cómo se pueden utilizar los alimentos para mejorar el suministro de energía.

Carbohidratos y energía

Los carbohidratos o glicidos o azúcares son la primera forma de energía que utilizan todas las células tanto en condiciones normales como durante el ejercicio. Los carbohidratos presentes en los alimentos tienen una constitución diferente, algunos son más simples, otros tienen una estructura más compleja. Estos últimos se transforman mediante la digestión en compuestos más simples, hasta obtener la glucosa. La glucosa está presente en alimentos de origen vegetal o se produce en el intestino al obtenerla a partir de carbohidratos complejos como los disacáridos (lactosa presente en la leche, por ejemplo), oligosacáridos o polisacáridos, como los almidones. Una vez producida, la glucosa se transporta a través de la sangre a todos los tejidos que la utilizan, o se acumula en forma de glucógeno en el hígado y los músculos. Si la producción de glucosa excede la capacidad de uso y almacenamiento, sus moléculas se transforman en ácidos grasos y se almacenan en el tejido adiposo. Este proceso ocurre tanto directamente en el hígado como en los tejidos, principalmente en el tejido adiposo. La glucosa también es la principal fuente de energía para el cerebro y los glóbulos rojos. Siempre se produce una cantidad mínima de glucosa a partir de proteínas en casos de falta absoluta de otra fuente. En cualquier caso, la capacidad de almacenamiento de glucosa es limitada y el ejercicio prolongado conduce a agotar rápidamente sus reservas. En este caso, la glucosa debe producirse mediante procesos químicos mediados por oxígeno.

La ingesta de carbohidratos desencadena las *reacciones bioquímicas* que sirven para que la glucosa esté disponible. Estas reacciones son impulsadas por una serie de hormonas. Uno de los más importantes es la **insulina**. Esta hormona proteica, una vez producida, tiene una vida media de 7 a 15 minutos en la sangre y su secreción está regulada por los niveles de azúcar en sangre y por la concentración de **glucagón**. El glucagón es una hormona producida por el páncreas y su función es opuesta a la de la insulina: la insulina tiene una actividad hipoglucémica, es decir, baja el azúcar en sangre; mientras que el glucagón tiene una actividad hiperglucémica, es decir, aumenta la producción de glucosa. La insulina inhibe el proceso de lipólisis (uso de ácidos grasos para producir energía), aumentando el proceso de almacenamiento de grasas. En una persona sana, cuando los niveles de glucosa en sangre descienden por debajo del umbral de aproximadamente 80 mg / 100 ml, el páncreas secreta glucagón, que conduce a la producción de glucosa mediante el uso de reservas de glucógeno, almacenadas en el hígado y los músculos. Por otro lado, cuando los niveles de glucosa son altos, el nivel de glucagón se reduce y se activa la glucólisis. La insulina estimula el uso de la glucosa por todos los tejidos que dependen de ella. El uso de glucosa asegura que no se produzcan situaciones de hiperglucemia. Al mismo tiempo, se estimula la síntesis de ácidos grasos y su almacenamiento en el tejido adiposo a través de los triglicéridos. Gracias a la estimulación de la insulina, también aumenta la síntesis de proteínas en todos los tejidos, contrarrestando la proteólisis, es decir, el uso de aminoácidos con fines energéticos; combinado con la acción de otras hormonas, promueve el proceso de crecimiento muscular.

En general, podemos decir que la insulina puede promover un aumento de masa grasa en presencia predominante de carbohidratos, mientras que puede favorecer el proceso de aumento de masa magra en presencia predominante de proteínas. En general, podemos decir que la ingesta de carbohidratos se acompaña mejor de otros macronutrientes, como fibras o grasas, que reducen los aumentos excesivos de insulina, retrasando, con su presencia, la velocidad de absorción de los azúcares. De ahí surge el consejo, que a menudo se escucha, de utilizar panes y pastas integrales, más ricos en fibra.

La duración e intensidad de la acción muscular determina la fuente de energía utilizada por los músculos. En reposo, la principal fuente utilizada la dan los ácidos grasos del tejido adiposo. Durante una actividad moderada, el músculo puede utilizar ácidos grasos, glucosa y cuerpos cetónicos producidos por el hígado. La acción muscular juega un papel importante en la regulación del uso de la glucosa proporcionada por los carbohidratos introducidos en la dieta. De hecho, los músculos utilizan alrededor del 80% de lo que está disponible. Por lo tanto, la actividad muscular constante, aunque sea moderada, conduce a un aumento de la sensibilidad a la insulina, lo que garantiza una mejor absorción de la glucosa por parte de las células. Y con el tiempo conduce a una reducción de la masa grasa y un aumento de la masa magra.

Proteína y energía

Las proteínas también pueden ser una fuente de energía al descomponerlas. Sin embargo, esto ocurre en condiciones excepcionales, cuando no se introducen niveles adecuados de carbohidratos o grasas con la dieta y el cuerpo está sometido a un esfuerzo físico prolongado. Por ello, en todo caso es necesario, en caso de actividad física, garantizar un adecuado aporte de proteínas, especialmente si se busca aumentos de volumen muscular. En cualquier caso, es inútil excederse en la ingesta de proteína en polvo o de cualquier otra forma. Incluso si desea desarrollar masa muscular, una dieta adecuada, que utiliza más alimentos que contienen proteínas, satisface las necesidades de crecimiento muscular. Muchas referencias alimentarias que circulan en el mundo de los gimnasios derivan de deportistas que utilizan anabólicos, que estimulan el crecimiento muscular de forma antinatural y que necesitan cantidades desproporcionadas de proteína para favorecer este proceso. La ingesta de proteínas de un adulto es de aproximadamente 0,8 a 1,9 g / kg de peso; puede llegar hasta 1,5-2 g / kg de peso en las fases de ejercicio intenso para la construcción de masa muscular.

Grasas y energia

Las grasas del mismo peso tienen un poder calorífico mucho mayor que los carbohidratos y las proteínas. Aportan 9kcal / g, mientras que los carbohidratos y las proteínas rondan los 4kcal / g. Además, para ser almacenados no necesitan agua y permiten que se acumulen en un volumen menor. Esta propiedad suya permite una acumulación constante de grasa en sujetos obesos.

Todas las células tienen una pequeña cantidad de grasa, elaborada a partir de la grasa de la dieta o a partir del exceso de azúcares. Pero la principal fuente de grasa a efectos energéticos está constituida por el tejido adiposo, que tiene la función de acumular grasa, como se ve en el capítulo dedicado a ello. Y es del tejido adiposo que el cuerpo extrae su energía en períodos de ayuno, o en condiciones particulares, como durante el ejercicio físico. El uso de grasas con fines energéticos cambia, desde el estado de reposo en el que aporta un 15% a las necesidades energéticas, a las condiciones de esfuerzo marcado y sobre todo prolongado. En este caso, el consumo de grasas puede llegar a la mitad del requerimiento energético. Podemos decir que cuanto más largo es el ejercicio y más intenso el esfuerzo, más grasas se reclutan como fuente de energía. El parámetro utilizado para evaluar el tipo de fuente de energía utilizada es el *Cociente Respiratorio* (RER), se obtiene de la siguiente ecuación: RER = CO2 emitido / O2 inspirado. Cuanto más se acerque este parámetro a 1, mayor será el uso de azúcares; por otro lado, un valor cercano a 0,7 indica un uso casi exclusivo de grasas para la producción de energía. El *Cociente Respiratorio* en reposo es de media de 0,8, por lo que se consume más grasa, alrededor de 68% y 32% de carbohidratos. Cuanto más entrena una persona, más se acerca esta relación a 0,7; un sedentario, en cambio, tiende hacia la proporción de 1.

Esto resalta el hecho de que el sujeto sedentario tenderá a no usar las reservas de grasa como fuente de energía y, por lo tanto, a acumular más y más (en relación con la cantidad de kcal que se introducen con la dieta). El aumento en el uso de grasas como fuente de energía depende esencialmente de que los carbohidratos, es decir, los azúcares, solo pueden almacenarse en cantidades limitadas en los órganos, en forma de glucosa, y se agotan rápidamente durante un esfuerzo muscular prolongado.

Kilocalorías

En termodinámica, la caloría (o caloría pequeña, símbolo cal) es una unidad de medida de energía.

Originalmente se definió como la energía necesaria para elevar la temperatura de 1 g de agua destilada a presión atmosférica en 1° C (precisamente, de 14,5 ° C a 15,5 ° C).

En el lenguaje común, la palabra "calorías" generalmente se refiere a kilocalorías: al decir que en una libra de pan hay 250 calorías, nos referimos, por ejemplo, a 250 kilocalorías (o 250.000 calorías propiamente dichas).

En biología y nutrición, la kilocaloría (símbolo kcal), o caloría grande (símbolo Cal), es la energía necesaria para elevar la temperatura de 1 kg de agua destilada a una presión de 1 atm en 1° C, y por lo tanto corresponde a 1000 pequeñas Calorías Se utiliza para indicar la ingesta energética media de una determinada cantidad de alimento (por ejemplo, un gramo, 100 gramos o una ración). Aunque el valor energético de un alimento y el consumo energético en la actividad física todavía se indican en Cal (o kcal), el Sistema Internacional de Unidades adopta el joule (J) y su kilojulio múltiple (kJ, igual a 1.000 J).

La determinación del aporte calórico se hizo inicialmente para el azúcar más simple, es decir, la glucosa, el alimento más fácil de asimilar. Teniendo en cuenta que 1 g de carbohidratos desarrolla 3.8 kcal, 1 g de proteína 4 kcal y 1 g de lípido 9.3 kcal (y 1 g de alcohol 7 kcal) de cada alimento, la ingesta energética promedio se puede determinar en base a su componente. La ingesta media de calorías se indica en el envase de casi todos los alimentos, normalmente expresada en kcal / 100 g.

Lo más importante a la hora de utilizar el cálculo de kilocalorías tiene que ver con el hecho de que representan una vara de medir que nos permite definir el punto de partida en el que nos encontramos, antes de iniciar un proceso de pérdida de peso o recomposición corporal.

Sabiendo las kcal que tenemos que introducir con una dieta determinada, podemos, utilizando etiquetas alimentarias, crear un plan alimentario, liberándonos de las tendencias alimentarias del momento. Las etiquetas nutricionales informan el contenido en gramos de macroelementos, lo que nos permite saber lo que realmente estamos comiendo. A continuación se muestra un ejemplo, refiriéndose a un paquete de leche:

INFORMACIÓN NUTRICIONAL

VALORES NUTRICIONALES MEDIOS	Por 100 ml	250 ml (un vaso)
Valor energético	264 kJ	660 kJ
	63 kcal	158 kcal
Grasas	3,6 g	9,0 g
de las cuales -saturadas	2,4 g	6,0 g
Hidratos de carbono	4,6 g	12 g
de los cuales -azúcares	4,6 g	12 g
Proteínas	3,1 g	7,8 g
Sal	0,13 g	0,33 g
Calcio	110 mg (14%* VRN)	275 mg (34%* VRN)

*VRN: Valores de Referencia de Nutrientes.

Balance de energía

La vida en general se basa en consumir energía para realizar cualquier actividad. La energía gastada debe reponerse. Esto es cierto a partir del nivel microscópico, el de la célula.

Si se quiere aumentar la masa muscular, para generar más células musculares es necesario que el cuerpo cuente con los elementos y la energía suficientes para este fin, y que este exceso de energía se utilice para la construcción muscular y no se reserve como reserva energética. Para ello, en primer lugar, se necesita un estímulo para que pueda producirse el crecimiento muscular. Este impulso de crecimiento se produce mediante un entrenamiento sensato dirigido a la hipertrofia, en este caso.

En última instancia, es la presencia de un balance energético positivo entre la ingesta y el consumo lo que promueve el crecimiento muscular después del ejercicio. De hecho, necesita la cantidad adecuada de energía.

Este es otro de los factores que hacen del culturismo un "arte científico".

A nivel molecular, la restricción calórica prolongada durante un tiempo, que varía de un individuo a otro, desencadena una serie de procesos de síntesis que se traducen en una disminución de la síntesis de proteínas y, tras un determinado umbral, en función de las necesidades homeostáticas. De en el cuerpo humano, puede conducir a procesos de catabolismo (destrucción de recursos) que limitan el aumento de las fibras musculares, tanto en número como en tamaño.

Por el contrario, una mayor disponibilidad de energía y por tanto de nutrientes permite y estimula el proceso anabólico de crecimiento.

Por supuesto, es necesario un ejercicio constante y un excedente calórico que esté en línea con un aumento del esfuerzo de entrenamiento, para no aumentar significativamente la capa adiposa en comparación con la masa magra.

En este sentido, **conocer tu balance energético** juega un papel importante, a partir de saber cuántas kilocalorías consumes en un día o en una semana.

Para ello, a lo largo de los años, se han propuesto varios métodos de cálculo del consumo energético, con fórmulas matemáticas relacionadas. Estas fórmulas se basan en algunos parámetros: peso, altura, edad, nivel de actividad. El objetivo es llegar a la definición de la cantidad de calorías a consumir necesarias para mantener el mismo nivel de actividad, sin engordar ni adelgazar.

Este consumo energético se puede expresar a través del **TDEE** (Total Daily Energy Expenditure), como veremos mejor en el capítulo dedicado a los índices. Representa el número total de calorías quemadas en un día determinado y es la suma de cuatro factores:

• Metabolismo basal
• Efecto térmico de los alimentos
• Termogénesis de actividad no provocada por el entrenamiento
• Efecto térmico del entrenamiento

La Tasa Metabólica Basal se puede derivar de la siguiente fórmula:

TMB femenino = 655 + (9,6 x peso en kg) + (1,8 x altura en cm) - (4,7 x edad en años)

TMB masculino = 66 + (13,7 x peso en kg) + (5 x altura en cm) - (6,8 x edad en años)

Luego, se aplican multiplicadores a las calorías de la tasa metabólica basal para aproximar los otros elementos que componen el TDEE. Estos multiplicadores se basan en el **nivel de actividad** física diaria realizada por un individuo.

La utilidad práctica de calcular este parámetro no radica tanto en su precisión científica, sino en el hecho de que te permite definir un **punto de partida** en el que basar tu estrategia para conseguir tus objetivos, ya sean adelgazar o ganar masa muscular. .

Entonces sí, científicamente, seremos capaces de manipular los componentes de la nutrición y el ejercicio para aumentar o disminuir la ingesta calórica y/o el consumo energético, para lograr los resultados esperados.

Categorías de alimentos

Desde un punto de vista biológico, el organismo humano es un sistema que intercambia sustancias que provienen mayoritariamente de los alimentos con el medio en el que vive. Como todos los seres vivos, la especie humana necesita comer para vivir, en un incesante intercambio de energía y materia. Para mantener vivo un cuerpo, debe haber un equilibrio entre el gasto y el suministro de energía. A través de los alimentos obtenemos todos los compuestos químicos que el cuerpo necesita. Estos compuestos químicos son nutrientes, moléculas que se introducen en el organismo a través de los alimentos y que se someten a diversos procesos bioquímicos para luego ser utilizadas por los distintos procesos fisiológicos. Las ciencias de la alimentación han identificado 45 elementos definidos como esenciales, sin los cuales, es decir, la vida no sería posible. Gracias a la bromatología, ciencia que estudia la composición química de los alimentos, sabemos de qué están compuestos los distintos alimentos y esto ha permitido por un lado dividirlos en determinadas categorías, de características similares, y por otro comprender su composición química. Ningún alimento ha reunido todos los elementos que necesitamos para vivir, no hay alimento completo. Para ello es fundamental conocer su composición para crear un plan de alimentación óptimo, con miras a lograr un mejor estado físico.

Los perfiles nutricionales de los distintos alimentos permiten dividirlos en 7 categorías. Una dieta que utiliza componentes de las 7 categorías, garantiza la ingesta de los elementos esenciales para una nutrición adecuada. Al menos en términos químicos porque la cantidad introducida siempre debe ser considerada con respecto a las necesidades del organismo.

categoría 1: **carne, pescado y derivados de la pesca, huevos**

Esta categoría combina alimentos que provienen del mundo animal. Es fuente de aminoácidos, minerales (potasio, fósforo, magnesio), microelementos (zinc, cobre, yodo, selenio) y algunas vitaminas (B1, B2, B3, B6, B12). También pueden contener sodio y grasas. En cuanto a las proteínas, hay que recordar que no todos los alimentos de esta categoría aportan los mismos aminoácidos esenciales y en las mismas cantidades. En este contexto, se utiliza el "valor biológico", distinguiendo las proteínas en función de la cantidad de aminoácidos esenciales que las componen. Las proteínas derivadas de mamíferos tienen un valor biológico mayor que las derivadas de aves, huevos y pescado.

categoría 2: **leche y derivados**

En esta categoría podemos encontrar proteínas de alto valor biológico y es fundamental para el aporte de calcio, fósforo y vitaminas B2, A, D y E. También existen otros elementos en una medida insignificante para cubrir las necesidades de un adulto.

categoría 3: **cereales**

Los cereales representan una importante fuente de energía, en particular por el almidón (que es un tipo de azúcar) que contienen, por la fibra y por algunos minerales como el hierro, cromo, zinc, cobre.

categoría 4: **legumbres**

Representan una fuente de proteínas, aunque no de alto valor biológico, porque carecen de aminoácidos esenciales como la metionina. También son fuente de almidón, fibra, minerales como hierro, potasio, magnesio y algunas vitaminas.

categoría 5: lípidos o grasas

Pueden ser tanto sólidos como líquidos, como los aceites. Son fuente de energía y también facilitan el transporte de algunas vitaminas (las liposolubles) y ácidos grasos esenciales (omega 3 y 6).

categoría 6: verduras

Categoría rica en agua, minerales, azúcares, vitaminas, especialmente vitaminas C y A y que aportan un gran contenido en fibra.

categoría 7: fruta

Categoría con los mismos elementos que las verduras pero con mayor cantidad de azúcares, especialmente fructosa.

El **alcohol** da una categoría separada, que esencialmente representa una fuente de energía debido a la cantidad de azúcar que contiene.

Macronutrientes

Junto con el balance energético, es importante identificar la subdivisión correcta de macronutrientes.

Los macronutrientes se dividen en:

- Proteínas
- Carbohidratos
- Lípidos

Aportan los compuestos necesarios para la supervivencia, compuestos de los que el organismo obtiene la energía que necesita para realizar sus múltiples funciones, tanto voluntarias como involuntarias.

La principal fuente de energía del cuerpo humano está formada por **carbohidratos** (diferentes tipos de azúcares o fibras). Los carbohidratos son la fuente de energía preferida del cuerpo, ya que son los menos costosos de obtener a través de procesos bioquímicos digestivos.

Durante la digestión, los llamados carbohidratos complejos, debido a que están formados por más de una molécula, se descomponen en varios tipos de monosacáridos por las enzimas digestivas y luego se absorben en forma de glucosa. Con el aumento de la cantidad de glucosa en sangre, el sistema endocrino responde aumentando la respuesta glucémica, poniendo en circulación una cantidad de insulina capaz de restablecer el equilibrio del sistema. A través del Índice Glucémico tenemos una medida de la velocidad con la que un alimento provoca un aumento de glucosa en sangre.

De esta forma se distinguen los alimentos con IG alto, medio y bajo. Con IG alto tenemos además de glucosa, pan blanco, patatas, cereales, uvas, plátanos, zanahorias. Con GI medio encontramos pan integral, pasta, maíz, arroz integral. Con IG bajo tenemos fructosa, yogur, guisantes, manzanas, melocotones.

El cuerpo utiliza la glucosa directamente como fuente de energía en los músculos, el cerebro y otras células. Es por esto que los carbohidratos representan la principal fuente de energía: porque es la más fácilmente obtenible por el cuerpo, en el sentido de que se obtiene directamente con la absorción de carbohidratos monosacáridos del intestino delgado. Luego se insertan en el torrente sanguíneo hasta las células que los requieren o, mediante transformaciones apropiadas, se pueden convertir en glucógeno y almacenar en el hígado y los músculos como una fuente de energía rápidamente disponible. Un excedente calórico también se puede retener en el cuerpo como reserva de energía incluso en forma de grasa (triglicéridos). Estas reservas de energía se utilizarán en ausencia de un suministro adecuado de azúcares.

Los carbohidratos aportan 4 Kcal. por gramo.

Las **proteínas** cumplen una función estructural y también energética aportando 4 kcal. por gramo. Están presentes tanto en alimentos de origen animal, en su mayoría de alto valor biológico, como de origen vegetal, que son proteínas de valor biológico medio o bajo. Las proteínas son moléculas formadas por la combinación de veinte aminoácidos, nueve de los cuales se definen como "esenciales" porque el cuerpo es incapaz de producirlos. Son:

fenilalanina

isoleucina

histidina

leucina

lisina

metionina

treonina

triptófano

valina

Entre los aminoácidos esenciales, hay tres ramificados: isoleucina, leucina y valina. Estos tienen la particularidad de ser recogidos directamente por los músculos sin pasar por el hígado, donde luego pueden utilizarse para reparar estructuras proteicas dañadas o para producir energía.

Las proteínas también cumplen una función estructural de construcción y/o reparación de tejidos dañados, también por este motivo es importante asegurar una adecuada ingesta de proteínas, en caso de que se desee aumentar la masa muscular. No debemos olvidar su papel en la contracción muscular y en el transporte de sustancias entre una célula y otra o dentro de las células individuales.

Las **grasas**, al igual que las proteínas, tienen diferentes funciones dentro del organismo, por ejemplo, proporcionan energía (9Kcal. Por gramo) y, en forma de células de triglicéridos, actúan como energía de reserva. Las grasas también tienen una función estructural porque son componentes de las membranas celulares y forman parte de las sustancias que recubren las fibras. El tejido adiposo actúa como aislante térmico para el organismo, y también es fundamental para la absorción de vitaminas liposolubles como las vitaminas A, D, E, K. Los lípidos más importantes desde el punto de vista nutricional son: triglicéridos, acumulados en el depósito de las células; fosfolípidos, constituyentes de la membrana celular y vainas de fibras nerviosas; colesterol, un componente de muchas hormonas y también parte de las membranas celulares.

Es bueno reiterar el concepto de que los macronutrientes ingeridos en exceso, al no poder almacenarse directamente en el organismo, se transforman en azúcares que, a su vez, se transforman en grasas (triglicéridos). Si estos últimos no son consumidos por el organismo, aumentarán los depósitos de grasa.

Los diversos procedimientos que toman el nombre de "recomposición corporal" no son más que métodos que ciclan la ingesta de carbohidratos, combinándolos con un entrenamiento específico, en un intento de empujar al cuerpo a utilizar la grasa como fuente de suministro de energía.

Estos procedimientos deben tener una duración determinada en el tiempo, generalmente más de tres semanas, y requieren una ingesta mínima de carbohidratos de 40-50 gramos por día, al tiempo que aumentan la ingesta de proteínas y grasas.

A menudo escuchamos hablar en los entornos de los gimnasios o de aquellos que entrenan para la hipertrofia, de la *sincronización de los nutrientes*, es decir, cuándo tomar proteínas u otros macronutrientes para maximizar su efecto sobre la hipertrofia. Por el momento no existe evidencia científica definitiva sobre este tema, por lo que se aplica la regla general, en caso de pérdida de peso o una fase de definición muscular, de tener que crear un déficit calórico para disminuir los depósitos de grasa corporal, favoreciendo una adecuada ingesta de proteínas.

Incluso en lo que respecta al capítulo de integración, a menudo se escuchan las teorías más dispares. No debemos olvidar nunca que vivimos en una sociedad basada en las mercancías y su equivalente universal, el dinero. La integración es una industria que debe buscar y renovar constantemente sus mercados, a menudo induciendo necesidades que no son realmente útiles para la pérdida de peso o la recomposición corporal.

Integrar significa agregar y, como se puede entender al estudiar la bioquímica y fisiología humana, todo lo que el cuerpo necesita para crecer se encuentra o se construye a través de una nutrición adecuada. Todo lo que va más allá de las necesidades fisiológicas se elimina a través de los procesos de desecho del cuerpo o se acumula como masa grasa. Y esto también se aplica a un exceso de proteína o vitamina u otro componente.

El único complemento que puede garantizar ciertos resultados es el uso de sustancias como los esteroides que provocan cambios en el funcionamiento normal de las glándulas endocrinas, dando lugar a la formación de masas musculares que no se pueden obtener con el simple ejercicio y la nutrición.

No existe ninguna evidencia científica, al menos por el momento, que establezca si un determinado elemento tiene un efecto preciso sobre la pérdida de peso o el aporte de masa, salvo, por ejemplo, en el caso de las proteínas en polvo, para aumentar la ingesta de proteínas sin tener que comer. kilogramos de carne.

Lo cierto es que el uso de ejercicio sobrecargado a lo largo del tiempo conduce a un aumento de la masa muscular.

Tener un cuerpo de cierto tipo, como proponen las revistas y las redes sociales, depende, con el mismo entrenamiento y todas las demás condiciones, de la genética individual: de cuánto responde su sistema bioquímico a la producción de hormonas, del tipo de fibras musculares y la conformación ósea de cada sujeto.

Si quieres superar tus límites genéticos, tienes que recurrir a sustancias que alteren esta constitución natural, lo que ha sido hecho y lo hacen habitualmente quienes han hecho de su cuerpo la fuente de su sustento: se incluyen en esta categoría campeones del culturismo, modelos, actores.

Esto no pretende ser un discurso moralista, al contrario, creo que todo el mundo es libre de experimentar con su propio cuerpo como mejor le parezca, si esta práctica no perjudica a otras personas.

En muchos libros, una ingesta de creatina, proteína en polvo y algunos microelementos, como vitaminas, ácidos grasos, como el omega 3, está indicada como óptima o incluso necesaria.

Lo cierto es que sin continuidad y entrenamiento adecuado para el desarrollo muscular y con la dieta adecuada, no se obtienen resultados. La integración integra, de hecho, y a menudo es sólo una cuestión psicológica de autosugestión que una determinada sustancia pueda hacer que "empujes" más, que pueda hacer que pierdas peso rápidamente. La mayoría de las veces es solo una cuestión de marketing.

Micronutrientes

Las **vitaminas** y algunos minerales forman parte de este grupo de nutrientes. Los micronutrientes juegan un papel tanto estructural como funcional. Según su concentración, se dividen en macro y micro minerales. Su acción tiene lugar esencialmente a nivel celular, desempeñando un papel en el mecanismo de contracción muscular. De hecho, es el intercambio de carga entre los minerales ionizados cargados positivamente y los minerales ionizados cargados negativamente lo que permite la contracción muscular.

Entre los *macrominerales* encontramos:

Calcio, cuya principal fuente es la leche, los cereales, la carne y el pescado y el agua potable.

El **fósforo** se encuentra en las legumbres, la leche, los alimentos que aportan proteínas, por lo tanto la carne, los huevos.

Magnesio, especialmente en legumbres y frutos secos, cereales integrales.

Sodio, sal de cocina, embutidos y quesos.

Potasio, especialmente de frutas y verduras.

Entre los *microminerales*

Zinc, las principales fuentes son carne, pescado, huevos y leche y derivados y cereales

Cobre, que se encuentra en mariscos, crustáceos y frutos secos.

Hierro, en alimentos de origen animal

Yodo, especialmente en pescados de mar y crustáceos, pero también en huevos, leche y carne.

Selenio, contenido en alimentos de origen marino, frutos secos y frutas aceitosas, huevos, también en frutas y verduras

El **cromo** se encuentra principalmente en cereales, yema de huevo, algunas carnes, algunas verduras.

El **flúor** se encuentra unido a proteínas o en forma de fluoruro en el agua.

Función del agua

El agua es un nutriente fundamental para nuestro organismo. El cuerpo humano está compuesto principalmente por este elemento que representa aproximadamente el 60% del peso de una persona. Se encuentra tanto dentro como fuera de las células. Hay un cambio continuo de agua que debe introducirse con la fuente de alimentación. Todos los alimentos, especialmente las frutas y verduras, contienen agua, excepto el aceite y el azúcar refinado. Por tanto, existe un balance hídrico que requiere, en casos normales, consumir al menos 1,5 litros de agua al día.

El consejo es beber 0,5 - 1 litro de agua por cada 10 kg de masa magra.

El consumo de agua juega un papel aún más importante para las mujeres porque permite un mayor intercambio de fluidos intra y extracelulares, permitiendo compensar cualquier sobredosis de sodio (sal) y mejorar el problema de retención de liquìdos, como hemos visto en el capítulo dedicado a ella.

Suplementos

Una nutrición adecuada asegura la cantidad adecuada de macro y microelementos que el cuerpo necesita.

Solo en casos de falta de un determinado elemento es aconsejable complementarlo, o en sujetos con patologías, o en situaciones en las que el cuerpo se ve empujado más allá de un equilibrio normal.

Uno de estos casos podría afectar a quienes están comprometidos con el aumento de la masa muscular, especialmente en lo que respecta a la ingesta de proteínas. Todos los tipos de suplementos en el mercado, a menos que sean de la familia de los esteroides anabólicos, no aportan beneficios sensibles a la recomposición corporal. No te hacen perder peso, no aumentan tus músculos. Para adelgazar se necesita necesariamente una dieta hipocalórica, es decir, que conduzca a un aporte calórico inferior al consumo energético, o un aumento del consumo energético.

Los suplementos son mercancías, como ya se señaló, y como tales deben venderse de alguna manera, a menudo utilizando, para respaldarlos, datos incompletos o no suficientemente validados por la investigación científica. También es común para la mayoría de nosotros pensar que existe una píldora mágica, capaz de resolver problemas de manera simple y rápida.

Por desgracia, este no es el caso.

Creatina

La creatina es un aminoácido que puede ser sintetizado por el hígado (1 g / día) y se utiliza en los músculos para regenerar ATP durante los primeros segundos de contracción muscular. Es por eso que se cree que puede mejorar la eficiencia durante el rendimiento anaeróbico con esfuerzos intensos. El organismo humano es capaz de almacenar un máximo de 0,3 g por cada kg de peso corporal. Este solo hecho sería suficiente para hacernos comprender cuáles son los límites de su suplementación. En cualquier caso, no existen estudios que establezcan de forma inequívoca el papel preciso de su contratación. Como siempre, el efecto varía de persona a persona.

Carnitina

La carnitina es un aminoácido no proteico de cadena corta que permite que las mitocondrias utilicen ácidos grasos para la producción de ATP. En otras palabras, la carnitina es un transportador de ácidos grasos de cadena larga en la matriz mitocondrial, donde los ácidos grasos se convierten en energía a través del proceso de Beta-Oxidación. Por lo que puede parecer que facilita el aprovechamiento de la grasa corporal y conduce a la pérdida de peso, pero incluso en este caso no existen estudios que determinen científicamente su efectividad.

Proteína en polvo

Aquí está el suplemento más utilizado por los asistentes al gimnasio. Pueden ser de origen animal o vegetal.

Le permite aumentar la ingesta de proteínas más rápidamente y alcanzar los altos niveles de proteínas requeridos por una dieta para ganar masa muscular. Cabe señalar que sin un esfuerzo adecuado y que conduce, con el tiempo, a un aumento de los requerimientos de proteínas del organismo, una ingesta elevada solo conduce a un aumento de la cantidad de proteína a eliminar, a través del riñón o del intestino y a un aumento en masa grasa.

Multivitamina

También en este caso, una mayor ingesta de las necesidades reales conduce solo a un aumento de los desechos que deben ser eliminados por los riñones. Suplemento indicado en caso de deficiencias vitamínicas, aportado por determinadas dietas, como las vegetarianas.

Omega 3

Los omega-3 (o PUFA n-3) son una categoría de ácidos grasos esenciales (como los omega-6).

Son especialmente conocidos por su presencia en las membranas celulares y por mantener la integridad de estas membranas. Están presentes en pescados y frutos secos. Utilizados por sus propiedades antiinflamatorias, contribuyen al funcionamiento normal del corazón y al mantenimiento de los niveles normales de colesterol en sangre. También se proponen para depresión, triglicéridos altos, demencia senil, pero no existe evidencia científica al respecto.

Como ya se ha señalado, el de los complementos es un sector económico que necesita expandir continuamente su mercado y donde la competencia es alta, no es de extrañar que a menudo se destaquen propiedades particulares de tal o cual elemento. Salvo deficiencias o patologías graves, con una dieta correcta y equilibrada, es posible aportar al organismo todos los elementos que necesita para mantenerse sano y también para aumentar la masa muscular.

Masa magra

En el capítulo dedicado a ella nos ocupamos de la masa grasa y su metabolismo. En cambio, en los siguientes capítulos, exploremos la masa magra, que consiste principalmente en tejido muscular. Es importante combinar la ingesta calórica adecuada con ejercicio físico que fortalezca la musculatura, especialmente si quieres remodelar tu cuerpo. También en este caso, en cuanto a la dieta, no debes tener prisa: los resultados llegarán. Lo importante es la correcta planificación del protocolo de entrenamiento, adecuado al objetivo que se quiere alcanzar, como se verá cuando discutamos las variables de entrenamiento y estudiemos las rutinas que propongo.

Homeostasis. Esta es la característica principal del cuerpo humano, es la tendencia a mantener una condición constante, con el objetivo de asegurar la supervivencia del ser humano. Al buscar la homeostasis, el cuerpo tiende a ahorrar la mayor cantidad de energía posible al realizar cualquier tipo de actividad corporal.

De hecho, cualquier cambio en el mundo externo que de alguna manera afecte al organismo, activa mecanismos que buscan, y en condiciones normales, garantizar el regreso a la etapa inicial. Así, cuando introducimos moléculas en forma de alimento, el cuerpo comienza una serie de transformaciones, movimientos y procesos bioquímicos que tienen como objetivo devolver el sistema corporal a una situación de equilibrio. Equilibrio del resto fundamental para permitir la vida: piensa en el nivel de pII de la sangre. Se mantiene constantemente en el nivel óptimo a través de reacciones y contrarreacciones basadas en lo que comemos. Tomemos por ejemplo el manejo de los carbohidratos, que representan la principal fuente de energía, en forma de azúcares simples, de nuestro organismo: un nivel excesivo de azúcar en la sangre desencadena toda una serie de reacciones bioquímicas con la liberación de insulina que permite estabilizar el nivel de glucosa en sangre.

Entonces, si quieres aumentar la masa muscular y así cambiar un estado anterior, tienes que forzar al cuerpo a salir de la homeostasis, tienes que romper el equilibrio y llegar a un nuevo nivel donde el cuerpo tiene que tener y gestionar una mayor cantidad. de masa muscular o masa magra.

Este nuevo nivel se alcanza mediante el ejercicio físico. Para maximizar nuestros esfuerzos, el ejercicio físico no debe realizarse de manera aleatoria, sino que debe organizarse de tal manera que conduzca al objetivo que nos hemos propuesto.

Veremos en el resto del libro cuáles son las variables que entran en juego y cuáles se van a explotar para maximizar el ejercicio dirigido a la hipertrofia, hasta la propuesta de un plan de entrenamiento que nos permita conseguir nuestro objetivo.

Por supuesto, sin una práctica constante y sin detectar con precisión lo que hacemos durante un solo entrenamiento, más lejos permanecerá el objetivo. O mejor dicho, no tendremos datos comparativos que nos permitan evaluar si vamos en la dirección correcta. En ningún campo como el de l'entrenamiento, la teoría debe ponerse en práctica y verificarse en la realidad.

Por tanto, para salir de la homeostasis, el organismo debe estar sometido a un estrés que produzca una respuesta adaptativa al propio estrés.

El sistema neuromuscular debe estar sometido a un estrés que sobrecargue la capacidad inicial del músculo único o del distrito muscular. La respuesta a este estrés genera una serie de adaptaciones neuronales y musculares. Las mejoras neuronales, es decir la eficiencia en la ejecución de los movimientos, se manifiestan con el tiempo repitiendo los mismos gestos. La repetición conduce a una ejecución cada vez más fluida y esto conduce, bajo los estímulos de carga adecuados, a aumentos musculares hipertróficos. En la práctica, el crecimiento muscular se produce aumentando el tamaño y la cantidad de proteínas contráctiles, actina y miosina, presentes en el propio músculo. Estas proteínas son responsables del movimiento muscular. Forman filamentos que, durante la contracción muscular, se deslizan unos sobre otros y, superpuestos, provocan el acortamiento de las miofibrillas y, en consecuencia, de la fibra muscular. Por tanto, en la base de la contracción muscular se encuentra el deslizamiento de los filamentos de actina sobre los de la miosina. El aumento de masa muscular debe mantenerse en el tiempo porque el cuerpo tiende a ahorrar la mayor cantidad de energía posible y a eliminar componentes que no se utilizan, como los músculos, que si no se utilizan consumen recursos innecesariamente.

Fisiología muscular

Todos tenemos la idea de que si se estimula continuamente, los músculos aumentan de volumen, pero pocos tienen la idea precisa de lo que sucede dentro del músculo cuando se contrae.

Si contraemos un músculo, notamos una parte "carnosa", llamada vientre muscular, que se une por ambos extremos a los tendones, que mantienen el músculo anclado al esqueleto.

Si cortamos esa parte carnosa del músculo justo en el medio, podemos ver una gran cantidad de estructuras en forma de acordes que forman el interior del vientre muscular. Estos son los haces de músculos. Los haces están formados por miocitos, es decir, células musculares, que son largas, delgadas y recorren toda la longitud del vientre muscular. Dentro de estos miocitos hay miofibrillas que recorren toda la longitud de los miocitos. Las miofibrillas son simplemente un conjunto de proteínas que nos permiten generar la fuerza necesaria para mover la carga mientras entrenamos.

Lo que más nos interesa es la clasificación de los tipos de fibras musculares que existen. Las fibras musculares son de dos tipos: **fibras de tipo I** y **fibras de tipo II**.

Las fibras de tipo I, también conocidas como fibras de contracción lenta, son resistentes a la fatiga y, por lo tanto, adecuadas para actividades que requieren una mayor resistencia muscular. Para alcanzar la tensión máxima de estas fibras se necesita tiempo y, por tanto, no son adecuadas para desarrollar la máxima resistencia.

Para ello intervienen las fibras tipo II, también denominadas contracción rápida, porque son capaces de activarse en un tiempo más corto (siempre estamos hablando de milisegundos) y son reclutadas en caso de que se necesite una fuerza explosiva y, a diferencia de las fibras tipo I, tienen menos resistencia. Al microscopio aparecen de color blanco mientras que las fibras de tipo I adquieren un color rojo, debido a la presencia de capilares. Esta estructura aporta a estas fibras una mayor cantidad de oxígeno, lo que explica su mayor duración relativa.

La subdivisión de los tipos de fibras varía de un músculo a otro y de un individuo a otro.

Conocer la composición del tipo de fibras en un músculo para un individuo determinado es útil para poder definir con mayor precisión cómo entrenar, es decir, si se prefiere un entrenamiento más prolongado (con más series y repeticiones) o de menor duración (con más series y repeticiones). sin embargo cargas más altas).

Por supuesto, no debe olvidarse que un músculo está formado por una mezcla de los dos tipos de fibras. Es necesario comprender cuál es el tipo de fibra predominante. Es necesario, mediante encuestas adecuadas, comprender si un músculo soporta un trabajo más largo y ligero o uno más corto e intenso.

El aumento de masa muscular es esencialmente una adaptación a los estímulos externos impuestos por el entrenamiento contra resistencias al sistema esquelético-muscular.

Esta adaptación conduce a la mejora de las respuestas nerviosas y a un aumento en el reclutamiento de fibras musculares. El cuerpo humano es una máquina construida para ahorrar energía, como se mencionó, por lo que inicialmente se reclutan algunas fibras contráctiles. Con la prolongación del ejercicio, se activan otras fibras y se mejora la coordinación entre los distintos grupos musculares. Todo esto sucede con el tiempo. El aumento de las fibras musculares o el aumento de su tamaño se produce gracias a un balance proteico positivo. El balance de proteínas viene dado por la diferencia entre cuántas proteínas se destruyen y cuántas se sintetizan a través de la ingesta de alimentos. Por eso es recomendable introducir una mayor cantidad de proteínas en la dieta si se pretende aumentar la masa muscular.

La introducción de una mayor cantidad de proteínas debe ir acompañada de un aumento de la actividad, de lo contrario las calorías introducidas en exceso, para el mismo consumo, se desviarán en parte a las reservas energéticas formadas por las células grasas, los triglicéridos. También en este caso es fundamental coordinar la dieta adecuada con una correcta y subjetiva gestión de la carga de entrenamiento.

El balance proteico antes mencionado está condicionado en cierta medida por el sistema neuroendocrino, es decir, por la producción de ciertas hormonas que pueden influir en la síntesis de proteínas (es decir, el aumento en la construcción de proteínas) como consecuencia de los estímulos del entrenamiento.

Entre estas hormonas destacamos IGF1, una hormona similar a la insulina, producida por la contracción muscular. Otra hormona que afecta la síntesis de proteínas es la famosa hormona del crecimiento (GH) que afecta el funcionamiento de IGF1, así como la testosterona, fortaleciéndola. Esta última es una hormona que actúa directamente sobre el aumento de la masa muscular, como demuestran numerosos estudios. La insulina también es una hormona que juega un papel importante en el aumento de la masa muscular, permitiendo una reducción del catabolismo proteico, es decir, la destrucción de proteínas.

En resumen, se ha demostrado que el ejercicio físico es capaz de incrementar la liberación de hormonas anabólicas y por tanto el crecimiento muscular. Remito a quienes quieran profundizar en este interesante tema a estudios especializados. Nos interesa saber que el entrenamiento y la nutrición adecuados, en términos de calorías y tipo de macronutrientes, empujan al cuerpo a adaptarse aumentando la masa muscular y reduciendo el componente graso en el cuerpo.

Mecanismos de hipertrofia

El tejido muscular está compuesto principalmente de agua, alrededor del 70%, y proteínas, que constituyen alrededor del 25%. Son estos últimos, como se mencionó en el capítulo anterior, los que permiten que los músculos se contraigan.

No debemos pensar en nuestro cuerpo como una entidad estática a nivel bioquímico: es todo lo contrario.

En todo momento el cuerpo descompone las moléculas y las vuelve a ensamblar, a nivel celular y lo mismo ocurre con las proteínas.

Es la constante destrucción y reconstrucción de proteínas, gracias a los mecanismos que veremos en este capítulo, lo que permite el desarrollo y cantidad de desarrollo muscular; es decir, depende del equilibrio entre la destrucción y la reconstrucción de proteínas.

Si el balance es positivo, se construirá nueva masa muscular (anabolismo), de lo contrario se empobrecerá (catabolismo).

Sin embargo, el proceso de crecimiento muscular y anabolismo proteico no tiene lugar en la fase de entrenamiento, cuando el consumo de proteína muscular es mayor, sino durante el descanso.

Después del período de entrenamiento (o activación muscular) parece que la síntesis de proteínas (creación de nuevas proteínas) puede permanecer activa durante 48 horas o más.

Siempre es necesario tener en cuenta que cuando se trata de entrenamiento u otros aspectos relacionados con la fisiología humana, la genética juega un papel no secundario en la determinación de la respuesta bioquímica del individuo.

Para que se active el proceso proteico anabólico o catabólico, debe haber impulsos intracelulares con activación o supresión de ciertas sustancias y enzimas que interactúan dentro o entre las células.

Concretamente, a nivel visible, los principales mecanismos relacionados con el crecimiento muscular tras la actividad física son los siguientes: tensión mecánica del músculo, estrés metabólico y daño muscular. Los veremos con más detalle en los siguientes párrafos.

Tensión mecánica

El esfuerzo que sostienen los músculos durante el entrenamiento con sobrecargas se considera el factor principal en su desarrollo. El estrés que sufre el sistema muscular genera el fenómeno de la mecanotransducción, constituye el sistema por el cual los movimientos mecánicos se convierten en actividad química. Los movimientos mecánicos, a su vez, activan los procesos anabólicos.

Hasta cierto umbral, cuanto mayor es la carga, mayor es la respuesta adaptativa del cuerpo. Este umbral también varía según el tiempo en el que los músculos estén bajo tensión, por lo que siempre debes evaluar tanto el aspecto de carga adecuada como la duración del levantamiento de la carga, tratando de encontrar la combinación adecuada entre los dos factores.

También en este caso, uno no debe pensar en una dirección: cuando se trata de fisiología humana, todos los factores interactúan entre sí.

Más allá de un determinado umbral individual, entran en juego otros mecanismos que pueden generar un aumento de la fuerza, pero no un mayor crecimiento muscular.

Por lo tanto, no solo la carga levantada es importante en la estrategia de entrenamiento para la hipertrofia, sino también otros factores, que deben tomarse en cuenta para moldear la planificación del entrenamiento para que sea lo más productiva posible.

Estrés metabólico

El estrés metabólico es un mecanismo que ocurre después del entrenamiento. Esto produce un aumento en la cantidad de agua dentro del músculo entrenado, lo que a su vez conduce a la activación de una serie de reacciones químicas que estimulan la síntesis de proteínas y la reducción de su degradación. El ejercicio conduce a un aumento de metabolitos dentro del músculo, como el lactato y los fosfatos inorgánicos. Algunos estudios muestran que este mecanismo se genera más después de la glucólisis anaeróbica. La glucólisis anaeróbica ocurre después de actividades que duran de 15 a 120 segundos: ocurre, por ejemplo, al realizar series y repeticiones que conducen a falla muscular y que por lo tanto tienen una duración suficiente para iniciar el proceso descrito anteriormente. Para poder realizar un ejercicio de una duración determinada se deben levantar pesos que no alcancen el máximo. Es la técnica utilizada en el culturismo, en la que no entrenas con cargas máximas sino con cargas capaces de hacer que la serie dure de 10 a 12 repeticiones.

Algunos estudios demuestran que de esta forma se activan todas las fibras musculares gracias al estrés metabólico que sufre el músculo contraído.

El estrés metabólico induce hipertrofia a través de la producción de mioquinas anabólicas, una sustancia similar a las hormonas, así como con el aumento de la cantidad de agua intracelular y con el aumento de hormonas anabólicas como la GH.

Daño muscular

El daño muscular surge de microlaceraciones del músculo después de un ejercicio intenso, causado por la descomposición de las proteínas contráctiles y el sarcolema, la membrana conectiva que rodea las fibras musculares. Estas laceración activan el mecanismo de reparación que inicia el proceso que permite que el cuerpo se adapte a más esfuerzo del que estaba acostumbrado.

El crecimiento muscular no siempre está señalado por el dolor post-entrenamiento, porque con el tiempo, el cuerpo se adapta al esfuerzo y produce una mayor resistencia al dolor muscular. Se ha planteado la hipótesis de que este daño muscular puede ser una de las causas de hipertrofia, tras la aparición de procesos inflamatorios que conducen a la reparación celular, mediante la acumulación de proteínas musculares. El organismo reaccionaría ante una situación estresante produciendo más de lo necesario para una mera reparación del daño sufrido, preparando así el camino para el crecimiento muscular. Para maximizar el crecimiento muscular se necesita un método de entrenamiento que sepa trabajar con todos estos factores hipertróficos y que sepa gestionar correctamente sus variables. De todo ello se desprende que no basta con basar el protocolo de entrenamiento en cargas crecientes, sino que también se deben utilizar otras posibles variables, como aumentar la tensión mecánica, aumentar el número de repeticiones o aumentar el estímulo metabólico mediante la reducción de la recuperación. entre los distintos conjuntos.

Variables de entrenamiento

Volumen

El parámetro de volumen representa la cantidad total de trabajo realizado en una sesión de entrenamiento o durante un cierto período de tiempo. Se define como la suma de las repeticiones realizadas durante la sesión de entrenamiento, o mejor dicho, como la suma de las repeticiones realizadas con una determinada carga: número de series multiplicado por el número de repeticiones a su vez multiplicado por los kilogramos levantados. Claramente, cuanto mayor sea el volumen, más pesada será una sesión de entrenamiento con la misma duración total.

Por ejemplo, 3 series de 10 repeticiones con 50 kg equivalen a 1500 kg de volumen. Al sumar el volumen realizado para cada ejercicio en una sesión determinada, tendrá el volumen total de la sesión en sí. Los estudios confirman que un mayor volumen produce un mayor estrés metabólico y una mayor respuesta hipertrófica.

Por tanto, modificando uno de los parámetros que componen el volumen, se modifica la cantidad. Pero si es cierto que, asumiendo que levantas 10 kg, tienes el mismo volumen con 10 series de 10 repeticiones o con 5 series de 20 repeticiones, la respuesta es diferente, por ejemplo, en cuanto a fatiga muscular. De hecho, al realizar un mayor número de series, mayor es la posibilidad de recuperación muscular (con el mismo tiempo de descanso entre una serie y otra) y más tiempo tiene disponible el metabolismo para reconstruir la energía consumida en el movimiento muscular realizado. Por tanto, además de la carga, también se debe considerar la duración de los tiempos de recuperación. La carga es la otra variable que constituye el volumen, y es una variable directamente relacionada con la hipertrofia. Prácticamente todos los estudios muestran que una mayor carga corresponde a un mayor desarrollo, al menos dentro de ciertos límites.

Para crear nuestros planes de entrenamiento, ya tenemos disponibles estas variables: **el número de series**, l**a duración del descanso** entre una serie y otra, **el número de repeticiones** y **la carga**.

Existe una correlación física inversa entre la carga levantada y el número de repeticiones: cuanto mayor es la carga, menor es el número de repeticiones. Es una ecuación trivial y obvia para todos.

La carga con la que solo podemos realizar una repetición, utilizando un correcto movimiento articular, se indica con 1RM. Representa el límite máximo, la capacidad máxima de carga de una asignatura determinada. Por debajo de este límite y, por tanto, con cargas menores podemos realizar más de una repetición, para un ejercicio determinado.

En general, la evidencia científica y práctica establece que para entrenar **la fuerza** debemos usar cargas del **80-90-100% de 1RM**, para entrenar **hipertrofia** cargas del **65% al 80% de 1RM**.

Frecuencia

El parámetro de frecuencia indica cuántas veces se realizan las sesiones de entrenamiento. Para ello, la semana se suele tomar como referencia por conveniencia. También podemos hablar de la frecuencia de entrenamiento para un solo grupo de músculos, al evaluar cuántas veces se ha entrenado un grupo de músculos en particular.

El **microciclo** representa el período dentro del cual se entrenan todos los grupos de músculos. En cualquier caso, también se toma como referencia en este caso la duración de una semana. En este periodo de tiempo podemos definir los días de entrenamiento y los días de descanso entre una sesión y otra.

Algunas investigaciones han destacado que las frecuencias de entrenamiento más altas conducen, en igualdad de condiciones, a mejoras en la masa muscular. A menudo se discute cuál es la mejor frecuencia, cuál es en última instancia el tiempo de recuperación necesario entre una sesión y otra de entrenamiento para maximizar la hipertrofia. En los últimos años se han realizado algunas investigaciones sobre este tema, pero aún no hay evidencia científica precisa sobre la duración óptima de la recuperación entre un entrenamiento y otro: algunas investigaciones llegan a la conclusión de la necesidad de dejar pasar al menos 48 horas entre una sesión y otra, la otra, sería mejor esperar al menos 72 horas. Por lo general, las rutinas, más o menos precargadas, proporcionan 3 entrenamientos semanales intercalados con uno o más días de descanso. Esto especialmente en el caso de los entrenamientos de full body: con esta cadencia, todos los músculos del cuerpo se entrenan al menos tres días a la semana. O, para los atletas más avanzados, se utilizan split routine en las que no todos los grupos de músculos se entrenan en una sola sesión, pero los músculos que se entrenan están separados. Por ejemplo, los músculos de la parte superior del cuerpo y los músculos de la parte inferior del cuerpo están divididos. De esta forma es posible aumentar el número de sesiones de entrenamiento y esto también permite una mayor variedad de ejercicios, por la misma cantidad de tiempo, en comparación con una rutina que utiliza el método de cuerpo completo.

En cualquier caso, algunos autores señalan que la capacidad de recuperación depende mucho de la genética de un individuo. Nuevamente, se necesitan varios intentos y un enfoque científico para optimizar los esfuerzos en términos de aumentar la masa magra. No solo afecta la frecuencia con la que entrena, sino también la forma en que entrena. Es necesario saber, por ejemplo, qué músculos necesitan más trabajo porque se cansan menos rápido, porque están compuestos mayoritariamente por fibras de contracción lenta y qué músculos se cansan rápidamente porque están compuestos principalmente por fibras de contracción rápida.

Carga (intensidad)

La carga es una de las principales variables que generan la hipertrofia muscular. Con ello nos referimos, en primer lugar, al peso en kilogramos que se eleva durante las repeticiones. Es una variable que depende del nivel de entrenamiento del sujeto y de su fuerza. Para ser utilizado en la elaboración de los distintos protocolos de entrenamiento debe entenderse en un sentido relativo, es decir, como porcentaje de la carga máxima levantada en un ejercicio dado, como porcentaje de 1RM. Este porcentaje relativo a 1RM proporciona indirectamente una medida de la intensidad del esfuerzo sostenido durante el entrenamiento. La repetición con carga máxima se indica con "1RM". Con el tiempo, se han formulado algunas hipótesis para obtener el valor de la repetición máxima, sin tener que establecerlo directamente probando los techos. Para ello se han elaborado tablas que relacionan el número de repeticiones realizadas con una carga determinada. A través de estas tablas es posible establecer la carga máxima de una asignatura en teoría. Si, por ejemplo, con 50Kg realizas un máximo de 10 repeticiones, según la tabla que he introducido a continuación, esto corresponde al 75% de 1RM. Por tanto, la carga máxima de un sujeto en ese ejercicio concreto debe ser de 67 kg. Más allá de las fórmulas utilizadas, que pueden cambiar con el tiempo como consecuencia de nuevas investigaciones o estudios, la tabla es conveniente, para nuestros propósitos, para poder crear planes de formación. De esta forma, con la variación de la capacidad de carga levantada, podremos determinar si nuestros esfuerzos se dirigen hacia los objetivos marcados.

Correlación
entre repeticiones máximas e intensidad
como porcentaje de 1RM

100,00% 1RM	=	**1** repetición máxima
95,00% 1RM	=	**2** repeticiones máximas
93,00% 1RM	=	**3** repeticiones máximas
90,00% 1RM	=	**4** repeticiones máximas
87,00% 1RM	=	**5** repeticiones máximas
85,00% 1RM	=	**6** repeticiones máximas
83,00% 1RM	=	**7** repeticiones máximas
80,00% 1RM	=	**8** repeticiones máximas
77,00% 1RM	=	**9** repeticiones máximas
75,00% 1RM	=	**10** repeticiones máximas
70,00% 1RM	=	**11** repeticiones máximas
67,00% 1RM	=	**12** repeticiones máximas
65,00% 1RM	=	**15** repeticiones máximas
60,00% 1RM	=	**20** repeticiones máximas

Tipo de ejercicios

La variedad de ejercicios es esencial para el desarrollo muscular. Esto le permite entrenar diferentes partes del músculo y esto es especialmente cierto para aquellos músculos que tienen diferentes puntos de inserción en el esqueleto. Si tomamos por ejemplo el deltoides o el trapecio o el pectoral, estos músculos permiten movimientos en diferentes planos, utilizando zonas más específicas de los mismos. En el caso del dorsal, con el Banco plano se estresarán más las zonas centrales del músculo, mientras que con la Banca inclinada se estresarán más las zonas superiores del dorsal. En general, en un ejercicio una zona del músculo se ve afectada de forma diferente en función de la superficie de trabajo sobre la que se realiza el movimiento.

Una de las principales distinciones en el tipo de ejercicios se refiere a la distinción entre ejercicios **multiarticulares** y **monoarticulares**.

Los primeros involucran, durante su ejecución, más grupos de músculos y su movimiento afecta a varias articulaciones al mismo tiempo, mientras que los segundos involucran solo una articulación y generalmente solo un músculo. Los ejercicios multiarticulares, como las sentadillas (squat), suelen ser más exigentes a nivel sistémico y pueden utilizarse más en aquellas fases en las que se requiere una mayor activación metabólica, dado el mayor gasto energético.

[79]

PLAN DE ENTRENAMIENTO PARA UN AÑO

Mejorar la salud, Fortalecer el musculo,
Aumentar la fuerza

ANDREA RAIMONDI

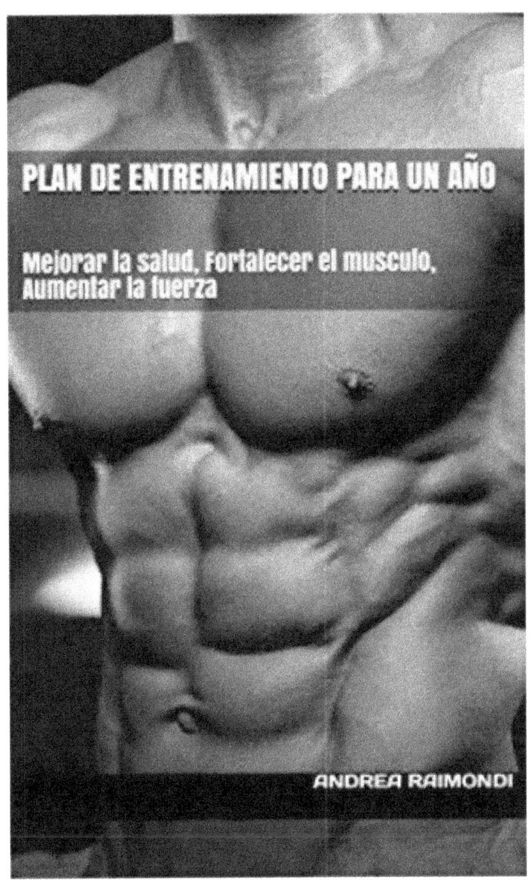

Progresión

Establecer una progresión en las variables de entrenamiento es fundamental para intentar maximizar los resultados hipertróficos del propio entrenamiento, teniendo en cuenta, sin embargo, que siempre se debe garantizar el volumen correcto y la carga adecuada durante la sesión de entrenamiento.

Una progresión se materializa en la **modificación de una de las principales variables del entrenamiento**, como el aumento del número de series, o repeticiones, o incluso de la carga utilizada entre un microciclo y otro, o entre un mesociclo y otro.

Por ejemplo, si en el primer microciclo realizamos 3 series x 12 repeticiones, utilizando 15Kg como peso máximo; en el siguiente microciclo se puede incrementar la serie manteniendo constantes los demás parámetros, luego realizaremos 5 series x 12 repeticiones con 15 kg. con 17Kg. Para comprobar si puedes mantener la progresión en tus entrenamientos, es fundamental llevar un **diario de entrenamiento** en el que anotar ejercicios, carga, series, repeticiones, tiempos de recuperación y apuntes sobre la percepción del esfuerzo. Así será posible verificar en la práctica si nuestro entrenamiento va en la dirección deseada.

También puede utilizar software en línea como www.pt-manager.-com para este propósito

TUT (Duración de la repetición)

TUT es el acrónimo de Time Under Tension, es decir, tiempo bajo tensión, e indica la duración del movimiento muscular durante una repetición. Se expresa en segundos.

Si pensamos en el movimiento realizado durante una repetición, observamos que este se puede descomponer en 4 fases: una fase en la que se mueve el peso levantándolo (llamada *fase excéntrica*), una fase en la que la extensión máxima (o *contracción máxima*) se alcanza y el movimiento se detiene (parada isométrica en posición alargada), luego vuelve a la posición inicial, bajando la carga (*fase concéntrica*), hasta que el movimiento se detiene (parada isométrica en *posición acortada*), antes de iniciar la siguiente repetición.

Para cada uno de estos momentos es posible modificar su duración: subir y bajar la carga más lentamente o más rápido, aumentar o disminuir la duración de la pausa entre los dos movimientos.

Es habitual expresar estas cuatro fases con cifras, como 3141, que indican respectivamente la duración en segundos de la fase excéntrica, la duración de la parada en la posición extendida, la duración de la fase concéntrica, la duración de la parada en la posición abreviada.

Dado que no existe una evidencia científica cierta sobre el tiempo óptimo para las distintas fases de las repeticiones, con el tiempo se han ido formando diferentes escuelas de pensamiento: hay quienes dicen que es la repetición rápida la que garantiza el máximo desarrollo muscular y quienes afirman lo contrario, con el objetivo de una velocidad de elevación y retorno lenta o muy lenta.

Desde nuestro punto de vista, al igual que para el resto de variables que hemos visto, es necesario experimentar cuál es la mejor velocidad para un sujeto determinado. En cualquier caso, es fundamental variar los estímulos en los distintos mesociclos también desde el punto de vista de la velocidad de ejecución. Teniendo en cuenta la única regla válida en los entrenamientos con sobrecargas: mantén siempre un movimiento controlado, con una ejecución lo más limpia posible. Centrándose en el músculo que está entrenando.

Ajustando el tiempo bajo tensión tenemos, por tanto, otra flecha en nuestro arco para intentar estimular el desarrollo muscular.

Descansar entre series

Incluso con el descanso entre series, es posible afectar los resultados del desarrollo muscular. Esto se debe a que disminuir el tiempo de pausa entre una serie y otra aumenta el estrés metabólico y las respuestas de síntesis hormonal y de proteínas.

Por tanto, con el mismo volumen e intensidad, las pausas más pequeñas entre series provocan una acumulación de sustancias pro-hipertrofias y también una mayor acumulación de fatiga.

Por tanto, la relación entre esfuerzo y fatiga debe medirse correctamente. La experiencia y el seguimiento del trabajo realizado al observar las respuestas del cuerpo a través de la medición de ciertos parámetros físicos, pueden indicar la combinación correcta de esfuerzo y fatiga a la que está sometido el cuerpo.

Técnicas de entrenamiento

Presentamos a continuación una serie de metodologías específicas para el entrenamiento de resistencia desarrolladas a lo largo del tiempo mediante la práctica en el gimnasio.

No existen estudios que demuestren con certeza qué metodología es preferible a otra. También en este caso podemos utilizar estas técnicas como una herramienta que puede permitir la variabilidad en los estímulos de entrenamiento.

Lo cierto es que para obtener un aumento de masa muscular se necesita tiempo, consistencia y un plan de entrenamiento que garantice el correcto aumento de los estímulos de entrenamiento.

ENTRENAMIENTO DE CIRCUITO

El entrenamiento en circuito implica la ejecución de una cierta cantidad de ejercicios, completar una serie para cada ejercicio y pasar al siguiente ejercicio sin descanso entre una serie y otra. Al finalizar los ejercicios establecidos, se realiza el descanso. Al final del cual se reanuda con el primer ejercicio previsto en el plan de formación. Cancelar el descanso entre un ejercicio y otro aumenta el trabajo cardiovascular, aumenta el estrés metabólico y la fase aeróbica. Por estas razones se puede utilizar en programas destinados a perder peso.

Se puede utilizar, entre otras, de las siguientes formas:

• Organizar toda la sesión de entrenamiento en un solo circuito para que se repita un número determinado de veces.

• Establecer la sesión de entrenamiento con 2 o más mini circuitos, quizás divididos por áreas musculares.

PIRAMIDALES

El entrenamiento con el método piramidal proporciona un aumento en el peso levantado con cada serie. La mayor carga y fatiga que se acumula gradualmente en el músculo que se está entrenando conduce a una disminución en el número de repeticiones.

Por ejemplo:

1er set: 12 repeticiones (50% 1RM)

2a serie: 10 repeticiones (aumento de peso)

3a serie: 8 repeticiones (aumentos de peso)

4a serie: 6 repeticiones (aumento de peso)

5a serie: 4 repeticiones (aumento de peso)

A veces sigues con otras series reduciendo la carga y aumentando las repeticiones

6a serie: 10 repeticiones (reducir el kg)

Séptima serie: 12 repeticiones (reducir el kg)

LOS PIRAMIDALES DESCENDIENTES

En este caso comienzas con un peso elevado, con el que realizas unas pocas repeticiones, y con cada serie quitas el peso y aumentas las repeticiones.

Por ejemplo:

1er set: 85% 1RM X 5 repeticiones (o hasta falla muscular)

2da serie: 80% 1RM X 6 repeticiones (o hasta insuficiencia muscular)

3ra serie: 75% 1RM X 7 repeticiones (o hasta insuficiencia muscular)

4a serie: 70% 1RM X 9 repeticiones (o hasta insuficiencia muscular)

MÉTODO BÚLGARO (pesado / ligero)

Consiste en realizar una serie hasta el agotamiento con una carga elevada mediante un rango de repeticiones que van desde un mínimo de cuatro hasta un máximo de seis; una vez alcanzado el agotamiento concéntrico, la herramienta se descargará en un 20-30% del peso a levantar y continuarás empujando hasta el agotamiento muscular. Es importante minimizar el tiempo de permanencia entre los dos conjuntos, como si en teoría estuviéramos haciendo un solo conjunto. El propósito de la primera parte de la serie, que es la serie pesada, es reclutar una gran cantidad de fibras blancas e intentar llevarlas al agotamiento. Con la segunda parte de la serie, la que se realiza después de descargar el peso, se podrá seguir trabajando las fibras aún no reclutadas, provocando también el agotamiento. Para ello es determinante la descarga del peso de la herramienta, que debe ser tal (del 20 al 30% de la carga inicial) que permita continuar el trabajo durante el tiempo necesario, realizando al menos 6 a 8 repeticiones, y agotar la disponibilidad de energía de las fibras involucradas.

DESCANSO-PAUSA

Con esta técnica realizas un número limitado de repeticiones (6 u 8) con un peso elevado (90% 1RM).

Alcanzado el agotamiento, descanse durante 15-20 segundos y realice una repetición, otro descanso de 15-20 segundos y repita otra repetición, continuando por otras tres o más repeticiones.

REPETIR 1 y 1/4

Con esta técnica se realiza una repetición. Al final de la fase de levantamiento, se realiza una segunda repetición pero no para todo el arco del movimiento, como es habitual, sino para un arco parcial (generalmente una cuarta parte del movimiento), repitiendo el procedimiento para el número de repeticiones previstas. Por tanto, se trata de detenerse en la posición final del movimiento y retroceder ¼ del movimiento y realizar la repetición parcial.

REPETICIONES FORZADAS

Este es un método que involucra la ayuda de un compañero de entrenamiento, quien, una vez que se ha logrado la falla muscular, le permite completar un cierto número de otras repeticiones, ayudando a levantar el peso.

SERIE A 21 (7 + 7 + 7)

Esta técnica consiste en realizar 21 repeticiones consecutivas para cada serie, dividiéndolas en tres movimientos diferentes: 7 repeticiones levantando la carga hasta la mitad del movimiento, 7 repeticiones con rango de movimiento completo y 7 repeticiones desde la posición intermedia a la final de máxima contracción. Puede haber varias variaciones, en función del momento en el que se realiza el movimiento completo, que se pueden realizar al principio, dentro o al final de la serie.

SERIE BULLDOZER (repeticiones globales)

Este método consiste en completar un número predeterminado de repeticiones, generalmente de 30 a 50, deteniéndose cada vez que se llega al fallo muscular, y luego retomar la serie hasta alcanzar el número de repeticiones establecido. Claramente, cuanto más dura la serie, más descanso debe incrementarse entre una miniserie y la siguiente.

SERIE INTERRUMPIDA

Este método consiste en realizar 5 repeticiones con un peso igual al 80% 1RM y luego descansar 20 segundos, realizar otras 5 repeticiones con el mismo peso, descansar otros 20 segundos y realizar otras repeticiones hasta fallar. Después de un descanso de 3 minutos, realice una nueva serie.

SUPER LENTO

Este método consiste en realizar las repeticiones de la forma más lenta y controlada posible, tanto para la fase excéntrica como para la concéntrica, por ejemplo 10 segundos para la fase concéntrica y 5 segundos para la excéntrica.

PELAR

Con esta técnica se realiza un cierto número de repeticiones con una carga elevada y el peso se va disminuyendo gradualmente, realizando el máximo número posible de repeticiones en cada cambio de carga. Por ejemplo, comenzamos con un 80% de 1RM para 5-6 repeticiones, descargamos el peso (en un 10,15%) y se logra el agotamiento muscular. Vuelve a descargar y realiza otras repeticiones hasta el agotamiento muscular.

SUPERSERIE (superconjunto)

Consiste en realizar dos ejercicios seguidos, realizando una serie de uno y una serie del otro, descansando solo al final de las dos series. Estas son las principales variantes:

Superconjunto de músculos antagonistas. En esta variante los dos ejercicios a realizar en superconjunto se refieren a dos grupos musculares antagónicos, por ejemplo: Pectoral - Espalda o Bíceps - Tríceps o Cuádriceps - Femoral.

Superconjunto para el mismo grupo de músculos. Los dos ejercicios a realizar en superconjunto se refieren al mismo grupo de músculos.

Por lo general, el superconjunto consta de un ejercicio multiarticular básico y otro secundario, que suele ser un ejercicio de aislamiento. Un ejemplo clásico para los pectorales: Empuja Banco plano con barra + Empuja Banca inclinada con mancuernas. O para los dorsales: Tracciones alla lat-machine + Pulley.

TRISET

Técnica similar a los superconjuntos, pero los ejercicios a realizar son tres, generalmente del mismo grupo muscular. Permite un gran agotamiento muscular. Esta técnica se usa generalmente en grupos de músculos grandes, que pueden soportar este tipo de trabajo, como los pectorales, los dorsales, los cuádriceps.

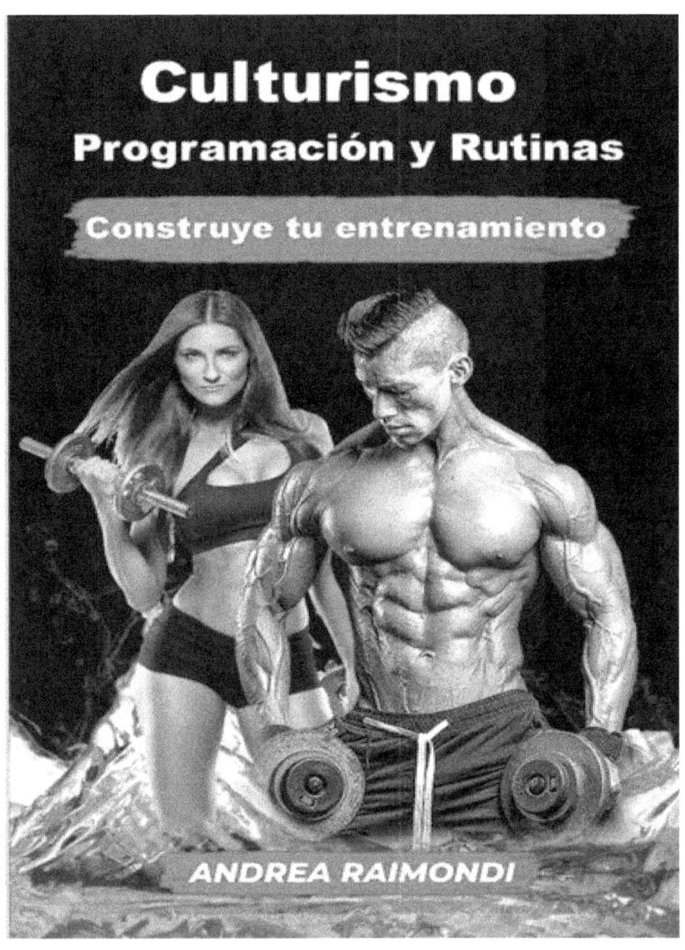
Culturismo
Programación y Rutinas
Construye tu entrenamiento
ANDREA RAIMONDI

Periodización

Periodizar significa planificar un programa de entranamiento para gestionar correctamente las variables que lo componen. Con el objetivo de asegurar una respuesta óptima del cuerpo en relación al objetivo que se quiere conseguir, ya sea el aumento de masa muscular o de fuerza.

Basado en la teoría de la adaptación general, se supone que el cuerpo sometido al estrés del ejercicio reacciona aumentando la síntesis de proteínas y otros mecanismos metabólicos que conducen a una sobrecompensación de las proteínas que componen los músculos, iniciando así el proceso de aumento y fortalecer las capacidades de los propios músculos.

Pero con el tiempo, el músculo, si se somete al mismo estímulo, ralentiza o detiene el crecimiento precisamente debido a la capacidad de adaptación del cuerpo. De ahí la necesidad de variar los estímulos de entrenamiento alterando las variables de entrenamiento para asegurar la respuesta compensatoria deseada.

Periodizar también significa insertar la sesión de entrenamiento única dentro de un ciclo de sesiones.

Habitualmente hablamos de macrociclo, mesociclo, microciclo.

El microciclo puede considerarse la semana única de sesiones de entrenamiento, el mesociclo agrupa una serie de microciclos. Un conjunto de mesociclos constituye el macrociclo.

El arte del culturismo y la recomposición corporal consiste esencialmente en planificar (¡y ejecutar!) microciclos, meso y macrociclos para que sea funcional a la adquisición de masa muscular, obviamente sin olvidar el papel de una adecuada nutrición.

Está claro que la solución óptima es encontrar el plan de formación a medida de cada individuo. Una planificación adecuada evitará que el cuerpo se acostumbre al estrés del entrenamiento, ya que es capaz de realizar cambios en las principales variables del entrenamiento, como se mencionó anteriormente: intensidad, volumen, intervalos de descanso, frecuencia, selección de ejercicio, esfuerzo requerido.

Se pueden identificar tres tipos de periodización: **periodización lineal tradicional**, **periodización no lineal u ondulada**, **periodización inversa**.

En la **periodización tradicional** existe una relación inversa entre volumen e intensidad. Esto conduce a la alternancia de mesociclos de alto volumen y baja intensidad con mesociclos de bajo volumen y alta intensidad (carga). Luego pasamos de un período de altos volúmenes a uno de bajos volúmenes aumentando la intensidad. Esto puede conducir a un aumento en el estrés metabólico y conducir en algunos casos (pero esto finalmente se aplica al atleta de alto nivel) al umbral de sobreentrenamiento.

Para superar los problemas de estrés metabólico inducidos por la periodización tradicional y mantener un mayor estado hipertrófico (el volumen, como sabemos, es uno de los factores de hipertrofia), se han propuesto varios cambios al enfoque tradicional.

Algunos de estos enfoques proponen variar el volumen y la intensidad **dentro del mismo mesociclo**, alternando semanas de gran volumen con semanas de alta intensidad, creando una **periodización ondulada**.

La **periodización inversa** conduce a la inserción de un período de hipertrofia, aumentando el volumen y reduciendo la carga, al final de un macrociclo tradicional.

En la actualidad, sin embargo, no existe evidencia científica sobre cuál es el mejor enfoque para la hipertrofia. Además, la respuesta hipertrófica depende en última instancia de la respuesta individual al conjunto de factores que gobiernan la hipertrofia en sí: nunca será posible reproducir las mismas condiciones en un solo individuo que una vez sigue el enfoque de periodización tradicional y otra vez la periodización de ondas.

En última instancia, lo que cuenta es la respuesta individual dada por la genética de uno, siendo todas las demás condiciones iguales: cuántas fibras musculares de tipo I y II se componen principalmente de los diversos músculos de un individuo. Algunos obtendrán un mayor desarrollo muscular con un volumen alto y una intensidad baja, otros con un volumen bajo y alta intensidad. Otros más de una ruta intermedia entre las dos opciones.

La magia y habilidad del entrenador consiste en utilizar y manipular las variables disponibles para encontrar la mejor solución para el individuo, asegurando una condición que no llegue al sobreentrenamiento.

En general, por conveniencia, podemos tener en cuenta los siguientes valores para crear las rutinas de los distintos mesociclos.

Fase metabólica

Set: 2/3

Repeticiones: 20/25

Carga: hasta 60% 1RM

Fase de hipertrofia

Set: 3/4

Repeticiones: 6/12

Carga: al 60% -80% 1RM

Fase de fuerza

Set: 4/5

Repeticiones: 3/5

Carga: al 85% -100% 1RM

Podemos construir sobre estos parámetros la periodización de los mesociclos o microciclos variando volumen, carga, aumentando o disminuyendo la recuperación entre las series, alternando la velocidad de ejecución, siempre dentro de los límites del movimiento correcto.

ALIMENTACIÓN

Diario de comida

Un diario de comida puede ser una simple hoja en la que anotes todo lo que comes durante al menos 7 días, preferiblemente durante dos semanas. A continuación, se registran todas las comidas, refrigerios, refrigerios o bebidas que toma.

Ocultar información evitará que tengas una imagen precisa de las calorías consumidas y por tanto no será posible, posteriormente, planificar correctamente el plan alimentario.

Para tener una visión general válida, también es esencial tener en cuenta el tamaño de las porciones de las comidas individuales (por ejemplo, 100 g de arroz integral o 150 ml de jugo de naranja). Solo de esta manera es posible determinar exactamente la cantidad de calorías, incluida la proporción de los diversos nutrientes.

Las primeras veces puede ser conveniente utilizar una báscula de cocina.

En cuanto a la forma en que se representa la información en el diario de alimentación, no existen precauciones particulares. Puedes escribir la información en una tabla o anotarla de manera clásica en papel o, nuevamente, en una tableta o computadora portátil.

Es mejor descomponer los alimentos procesados en ingredientes. Por ejemplo, en lugar de escribir "sándwich de jamón", anote las cantidades de pan, jamón y aderezos como entradas separadas. Lo mismo ocurre con otros platos cocinados.

Sin olvidar anotar también los snacks y todos los snacks posibles.

Es recomendable tomar nota de lo que bebe, incluida el agua, con las cantidades relativas.

Aunque no dispongas de balanza de cocina, es posible evaluar la cantidad consumida midiendo los alimentos utilizando tazas, cuencos u otros recipientes que tengan una medida específica. Esto contribuirá a la precisión del diario de alimentos. La estimación "a simple vista" no es precisa y, por lo general, conduce a subestimar la ingesta total de alimentos y calorías.

Si comes en un restaurante o compras alimentos que apenas puedes pesar, se estimarán las cantidades.

Junto con las dosis, también puede escribir el contenido calórico. Buscar, quizás en línea, la información nutricional de un alimento específico.

También es bueno indicar el día, la hora y el lugar donde comes. Es un procedimiento que ayuda a identificar los patrones de comportamiento de la nutrición.

La hora debe ser detallada, más que genérica, como, por ejemplo, "aperitivo de la tarde" o "merienda de medianoche".

Puede ingresar notas que describan el estado de ánimo que tenía en ese momento o lo que estaba haciendo. Pero no son fundamentales. En cualquier caso, eres libre de escribir lo que quieras. Algunos también toman nota de los niveles de apetito antes y después de las comidas. O síntomas físicos tras la ingesta de algún alimento en particular, como productos lácteos o determinadas verduras, sobre todo si se busca alguna intolerancia alimentaria.

En base a lo que hemos dicho, un diario de alimentos debe incluir al menos los siguientes elementos:

Día, Hora, Comida, Cantidad en gramos, Calorías, Notas

Para producir una tabla como la siguiente

Día	Hora	Comida	Cantidad en gramos	Calo-rías	Notas
26/09	7:30	Leche	250	105	Mucho apetito

Para quienes quieran ser más precisos, para cada alimento también se anotan los **valores nutricionales** en proteínas, carbohidratos y grasas.

Día	Hora	Comi-da	Cantidad en gramos	Calorías.	Proteinas gr.	Carbohidratos gr.	Grasa gr.	Notas
26/09	7:30	Leche	250	105	8,5	12,5	2,5	Mucho apetito

Y procedemos de la misma forma con todos los alimentos ingeridos.

Porque comemos demasiado

El sector de la alimentación es un sector económico que, como cualquier otro en este modo de producción, debe ampliar continuamente su mercado. Debido a esto, uno es bombardeado continuamente con anuncios de comida, programas de televisión sobre comida, que transforman la comida en sí misma en entretenimiento, que usa la comida para algo diferente a su propósito principal, que debería ser introducir fuentes y elementos de energía en el cuerpo. El uso frecuente de snacks y el abuso de alimentos apetitosos y ricos en grasas, muchas veces ignorando los estímulos del hambre y la saciedad, expresan la búsqueda de gratificación y plenitud, inducida por la publicidad o motivaciones más psicológicas que de necesidad física. Las personas obesas están más satisfechas con alimentos ricos en grasas y con una alta densidad calórica y, por tanto, se ven abocados a consumir alimentos de este tipo, con el mismo aporte calórico total. A esto hay que añadir que las comidas ricas en alimentos grasos producen una sensación de saciedad menos intensa y prolongada que la que producen los alimentos ricos en proteínas y carbohidratos complejos, aunque la cantidad de calorías sea la misma. Esto asegura que el bocadillo sabroso y rico en calorías se consuma incluso en ausencia de un estímulo de hambre. Además, está claro que para vender cualquier producto, debe ser lo más atractivo posible. De hecho, los alimentos con una alta densidad energética son, en la mayoría de los casos, los más apetitosos. La palatabilidad, a su vez, desencadena mecanismos de placer y satisfacción en el cuerpo, que crean un círculo vicioso que empuja a las personas a tomar cada vez más.

Consejos para no comer en exceso

El primer consejo es no saltarse las comidas principales para evitar comer continuamente entre comidas.

Siempre que sientas el estímulo del hambre, fuera del horario fijado para la comida, tienes que buscar la forma de dedicarte a una actividad que te distraiga durante el tiempo necesario para que pase ese estímulo: solo resiste de 3 a 5 minutos.

O podemos beber agua.

Evita comprar cuando tengas mucha hambre, y concéntrate, una vez en el supermercado, solo en lo que te hemos indicado en la lista de la compra, sin distraerte con lo que ofrece el supermercado.

No compres alimentos que no formen parte de la dieta o que queramos eliminar de nuestros hábitos alimenticios: cuantos menos alimentos tengas disponibles durante los momentos de hambre, más fácil será seguir el camino de la dieta que debes seguir.

Sin embargo, tenga a mano un buen suministro de frutas y verduras para reemplazar la comida chatarra o los bocadillos o aperitivos. Reemplace los licores con agua, incluso con agua con gas.

Plan alimentario

En este capítulo destacaremos algunos procedimientos para la construcción de un plan alimenticio que pueda garantizar la correcta ingesta de macronutrientes y que esté orientado a la consecución de los objetivos, tanto en términos de pérdida de peso como de aumento de masa muscular.

En todos los casos, es fundamental determinar un punto de partida.

El punto de partida viene dado por el cálculo del propio TDEE, es decir, el valor en kilocalorías de las necesidades energéticas de uno. Este nivel de kilocalorías representa el eje en el que se basa la estrategia de alimentos integrales. De hecho, sabemos que define la cantidad de energía necesaria para garantizar un estado de equilibrio, que se deriva del consumo energético dado por la constitución física y el nivel de actividad de la persona.

Una vez obtenido el TDEE, sabemos que, si queremos reducir la masa grasa, debemos introducir una cantidad de kilocalorías inferior a ese nivel; si, por el contrario, se desea aumentar la masa muscular, se debe incrementar la cantidad de kilocalorías para superar el TDEE, mediante un plan adecuado y que necesariamente implica un ejercicio físico adecuado. Decidir aumentar la ingesta de calorías sin un plan de entrenamiento correspondiente conduce, con el tiempo, solo a aumentar el nivel de masa grasa. Siempre debe recordarse que la pérdida de peso nunca se localiza solo en un área determinada del cuerpo, como el abdomen, las caderas, los brazos, sino que ocurre en general. Las áreas del cuerpo que participan primero en el proceso de pérdida de peso dependen de la composición genética de cada uno y varían de un individuo a otro. Hemos visto cómo, en promedio, en las mujeres, la grasa se deposita con preferencia en las caderas y los muslos. El ejercicio en el proceso de pérdida de peso sirve para aumentar el consumo de calorías y aumentar la masa magra, formada por músculos, lo que finalmente permite un mejor metabolismo general.

El TDEE es el consumo teórico ideal y el aporte calórico ideal.

En este punto, es necesario conocer el consumo calórico semanal real y, a partir de este, obtener un promedio diario a continuación. A través del diario de alimentos, que se lleva durante una o dos semanas, obtenemos precisamente la cantidad de calorías que hemos consumido en un período determinado. Para ello, como ya se mencionó, es fundamental registrar todos los alimentos consumidos, con las cantidades relativas en gramos y las calorías relativas. Mejor aún si también registramos la cantidad dividida por macronutrientes, carbohidratos, proteínas y grasas, para tener una idea más precisa de nuestro consumo. Una vez obtenidos los dos valores relativos al consumo energético, el primer paso es alcanzar el nivel calórico definido por el TDEE. Tenemos tres escenarios posibles dados por la desviación de los ingresos reales con respecto al TDEE: la desviación puede ser en exceso, en déficit o en equilibrio.

Partiendo de la diferencia, debemos pensar en un "plan alimentario" que nos permita alcanzar, en su primera fase, el valor que otorga el TDEE, a través de algunas estrategias que se ilustrarán en el capítulo dedicado a la recomposición corporal.

El plan alimentario tiene como objetivo definir, para un período de tiempo determinado, las cantidades adecuadas de macronutrientes que permitan alcanzar las kilocalorías diarias definidas a través de las estrategias para llegar al TDEE. Si, por ejemplo, sabemos que debemos llegar a las 1.600 kcal / día y partimos de un consumo de 1.200 kcal / día, debemos definir en cuántas semanas esperamos llegar a las 1.600 kcal del TDEE. Si nos decidimos por un enfoque gradual, podemos decidir aumentar en 100 kcal cada semana. Luego comenzaremos configurando un plan de alimentación que nos proporcione 1.300 kcal / día la primera semana, 1.400 kcal / día la segunda semana y 1.500 kcal / día la tercera semana, hasta el TDEE de 1.600 kcal / día, en nuestro ejemplo, la cuarta semana. Luego procederemos a un período de mantenimiento de unas semanas del nivel alcanzado. Si, por el contrario, nos encontramos en una situación inicial de consumo excesivo de calorías respecto al TDEE, procederemos disminuyendo las calorías introducidas semanalmente. En este caso, por ejemplo, si partimos de 2.000 kca / día, y decidimos disminuir el consumo en 100 kcal semanales, tendremos: 1.900 kcal / día la primera semana, 1.800 kcal / día la segunda, 1.700 kcal / día la tercera, hasta alcanzar el TDEE en la cuarta semana.

También podemos pensar en términos de consumo semanal de calorías. De esta forma, sabiendo cuál debe ser el ingreso semanal, podemos variar la ingesta diaria, sabiendo que, si un día ingerimos más calorías, al día o días siguientes, podremos comer menos. Suponiendo un plan de alimentación de 1.600 kcal, deducimos que en una semana tendremos que ingerir alimentos que aporten 11.200 kcal (1.600 x 7 días). Para alcanzar esta cuota también podemos configurar una dieta que nos permita tener uno o dos días con un aporte calórico superior a las 1.600 kcal de media: el domingo, por ejemplo, comemos por 2.000 kcal., el martes y jueves a las 1.400 kcal, por recuperar las 400 kcal más que el domingo. Los efectos de una determinada dieta se pueden ver a lo largo del tiempo, mediante el seguimiento, a través de los índices y medidas básicas, que indicamos en el capítulo dedicado a ellos, podremos seguir nuestro camino y modificarlo en el caso de resultados que sean no adecuado a lo esperado.

El plan de alimentación debe prever la conservación de las calorías introducidas a través de las proteínas y las grasas. Por ejemplo, considerando una ingesta de 1,5 gramos de proteína por kg de peso y 0,8 gramos de grasa por kg de peso, con un peso de 60 kg, obtenemos los siguientes valores: 60 kg x 1,5 g. = 90 gramos de proteína, lo que corresponde a (90 g. X 4 kcal / g) 360 kcal, y 60 kg x 0,8 g. = 48 gramos de grasa que corresponden a (48 g. X 9 kcal / g) 432 kcal.

En este caso, sumando proteínas y grasas obtenemos 792 kcal, el resto se obtendrá a partir de carbohidratos y, es decir, refiriéndonos al TDEE de nuestro ejemplo, 1.600 - 792 = 808 kcal, que corresponden a (808/4 kcal / g) 202 gramos de carbohidratos al día. En este ejemplo tenemos los siguientes porcentajes entre los macronutrientes:

carbohidratos 50%

proteína 23%

grasas 27%

Al mantener estables los niveles de proteínas y grasas, es evidente que los cambios, aumentando o disminuyendo, según el caso, dependen del nivel de carbohidratos. Aumentándolos en caso de déficit inicial respecto al TDEE o disminuyéndolos en caso de excedente calórico respecto al TDEE.

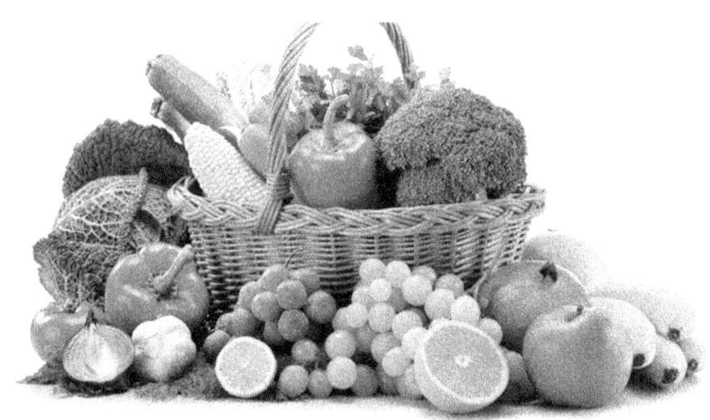

Plan de alimentación en la práctica

Veamos en la práctica cómo calcular la cantidad de macroelementos y las kcal relativas, para configurar un plan alimentario. Para ello tomamos por ejemplo un día típico en el que nuestra dieta alta en calorías espera consumir unas 1.600 kcal.

Para cada alimento elegido, se debe obtener la cantidad de kcal. Suelen definirse por la cantidad de 100 g. o 100 ml de un alimento determinado. Sobre esta base, se calcularán las kcal relativas a la cantidad a utilizar. Hay muchas aplicaciones que le facilitan encontrar las cantidades de macronutrientes y las kcal relativas de cada alimento.

Empecemos por el desayuno. La dieta incluye el consumo de 250 ml de leche semidesnatada y 70 gramos de galletas. 100 ml de leche semidesnatada contienen una media de 4,8 gramos de carbohidratos, 3,3 gramos de proteína y 0,9 gramos de grasa, para un total de unas 40 kcal. En nuestro caso tenemos que multiplicar estos valores por 2,5 porque comemos 250ml. Entonces tendremos 12 gramos de carbohidratos, 8.25 gramos de proteína y 2.25 gramos de grasa, para un total de 100 kcal. Realizamos el mismo procedimiento para el resto de alimentos proporcionados, galletas secas. En este caso, la dieta prevé el consumo de 70 gramos. Por tanto, tendremos que multiplicar los valores nutricionales de la referencia 100 gramos por 0,7 (70 gramos / 100 gramos). Por conveniencia, he informado los datos en la siguiente tabla. Se debe repetir la misma operación para todos los alimentos que componen la dieta.

Modifica las cantidades a consumir hasta alcanzar las calorías previstas por el plan.

Desayuno

Alimento	Kcal por 100 ml/gr	Kcal del ejemplo	Carbohidratos por 100 ml/gr	Carbohidratos del ejemplo	Proteína por 100 ml/gr	Proteínas del ejemplo	Grasa por 100 ml/gr	Grasas del ejemplo
Leche baja en grasa ml 250	40	100	4,8	12	3,3	8,25	0,9	2,25
Galletas secas gr 70	446	312	74	51,8	6,9	4,83	13,8	9,7
Totales		412		63,8		13,18		11,95

Almuerzo

Alimento	Kcal por100 ml/gr	Kcal del ejemplo	Carbohidratos por 100 ml/gr	Carbohidratos del ejemplo	Proteína por 100 ml/gr	Proteínas del ejemplo	Grasa por 100 ml/gr	Grasas del ejemplo
Mozzarella gr. 100	254	254	2,8	2,8	24,2	24,2	15,9	15,9
Tomates gr. 200	20	40	3,5	7	0,8	1,6	0,2	0,4
Aceite de oliva gr.10	884	88,4	0	0	0	0	100	10
Pan gr. 80	271	217	50	40	8,8	7	3,5	2,8
Totales		599,4		49,8		32,8		29

Cena

Alimento	Kcal por100 ml/gr	Kcal del ejemplo	Carbohidratos por 100 ml/gr	Carbohidratos del ejemplo	Proteína por 100 ml/gr	Proteínas del ejemplo	Grasa por 100 ml/gr	Grasas del ejemplo
Arroz gr. 100	358	286	79	63	6,5	5	0,5	0,4
Puré de tomate gr. 30	38	11,4	9	2,7	1,65	0,5	0,21	0,06
Aceite de oliva gr.5	884	44,2	0	0	0	0	100	5
Filete de Ternera gr.100	140	140	0	0	21,6	21,6	5,5	5,5
Remolacha gr 200	43	86	9,6	19,2	1,6	3,2	0,2	0,4
Cerezas gr. 100	63	63	16	16	1	1	0,2	0,2
Totales		630,6		100,9		31,3		11,56

Entrenamiento

Ejercicios

PECTORALES
Peso libre
Press de banca o Bench Press
Ejecución: Acuéstese en un banco plano, sostenga la barra con un agarre correspondiente al ancho de los hombros; baje la barra lentamente hasta que toque la parte media del pecho; empuje la barra hasta la extensión completa sin levantar los hombros del banco. Puede reemplazar la barra con mancuernas.

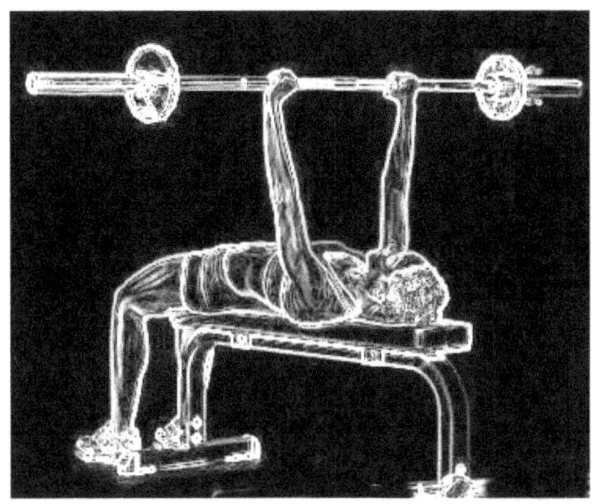

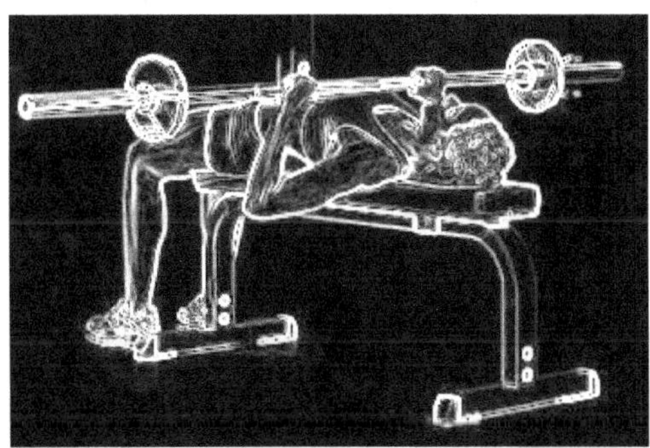

Press de banca inclinado o Decline bench press
Ejecución: Acuéstese en un banco inclinado a 45 o 60 grados, agarre la barra o mancuernas con un agarre correspondiente al ancho de los hombros; baje la barra lentamente hasta que toque la parte superior del pecho; empuje la barra hasta la extensión completa sin levantar los hombros del banco. Puede reemplazar la barra con mancuernas.

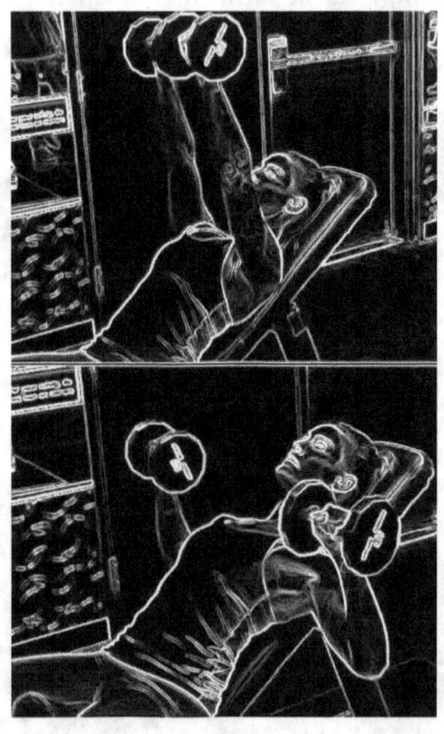

Aberturas con mancuernas o Dumbells Fly
Ejecución: Acuéstese en un banco plano, sostenga dos mancuernas con un agarre neutral (con las palmas de las manos una frente a la otra); baje lentamente las mancuernas mientras mantiene los codos cerrados hasta el nivel del pecho; volver a la posición inicial lentamente, manteniendo siempre los codos bloqueados

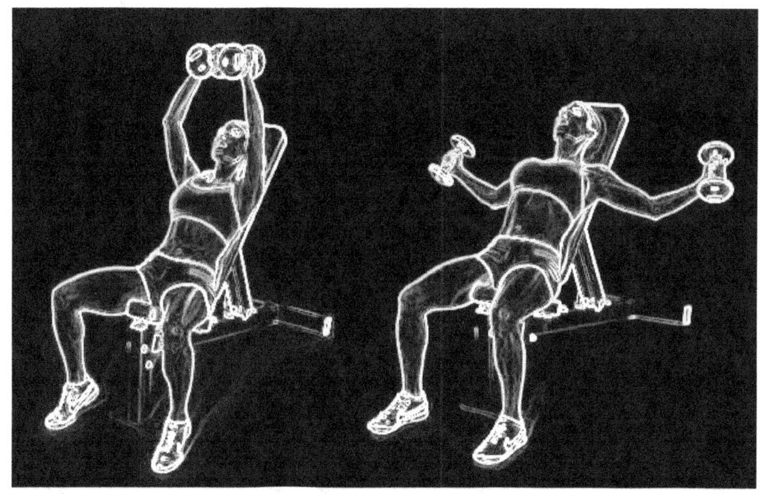

Flexiones o Push Up

Ejecución: Acuéstese en el suelo con los brazos ligeramente más anchos que los hombros; levante el cuerpo sin doblar la espalda ni las rodillas. Al aumentar o disminuir la distancia entre los brazos, puede hacer que los tríceps trabajen más (agarre fuerte) o los hombros (agarre amplio).

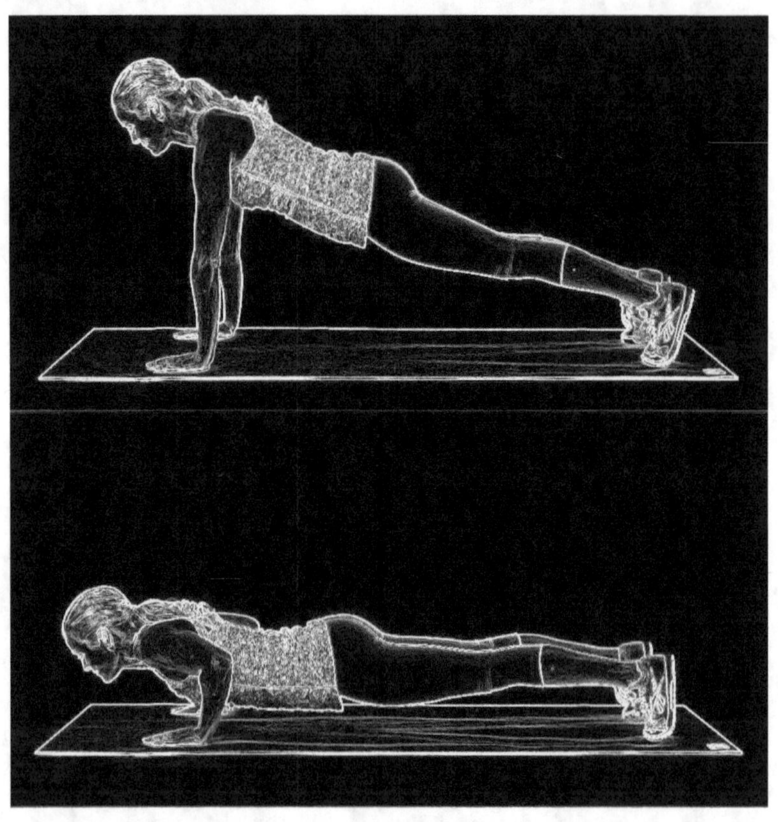

Inmersiones paralelas o Bar Dips

Ejecución: Agarre las barras de las barras paralelas manteniendo los hombros bloqueados; doble los codos hasta que los antebrazos estén paralelos al piso; Vuelve a la posición inicial.

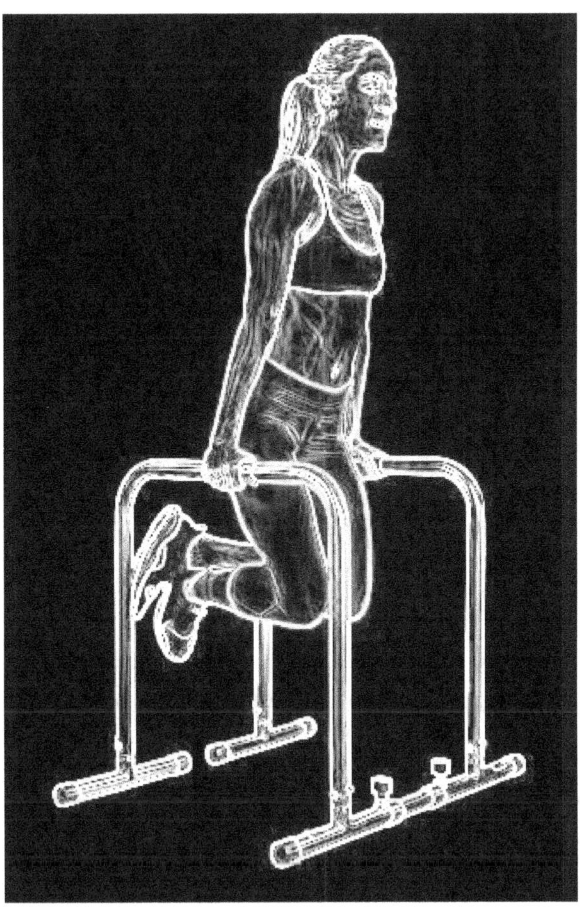

Jersey de manillar o Bent arm dumbbell pullover
Ejecución: Acostado en un banco con la cabeza en el borde del mismo, sostenga una mancuerna verticalmente; manteniendo los codos semiflexionados, baje lentamente el peso detrás de la cabeza mientras inhala, hasta que el peso alcance la altura de la cabeza; volver exhalando a la posición inicial.

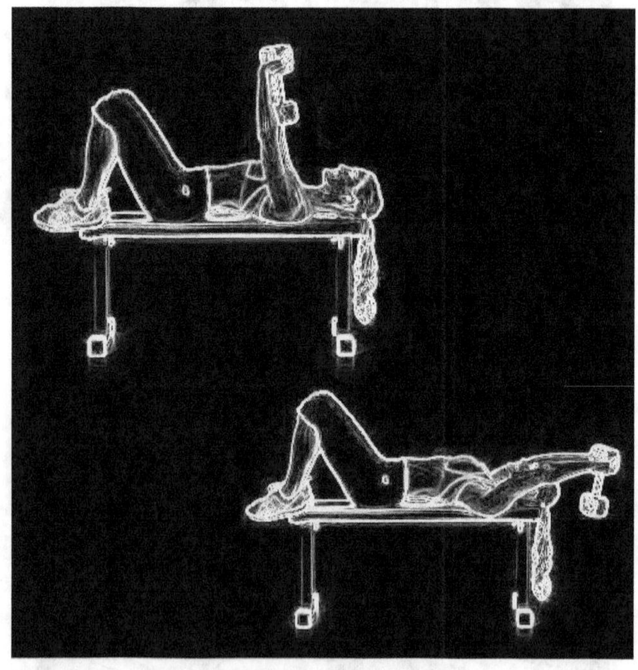

Maquinaria
Chest Press

Ejecución: Disponga el asiento de modo que sus manos estén a la altura de los hombros. Empuje las barras lentamente mientras exhala; Vuelve a la posición inicial.

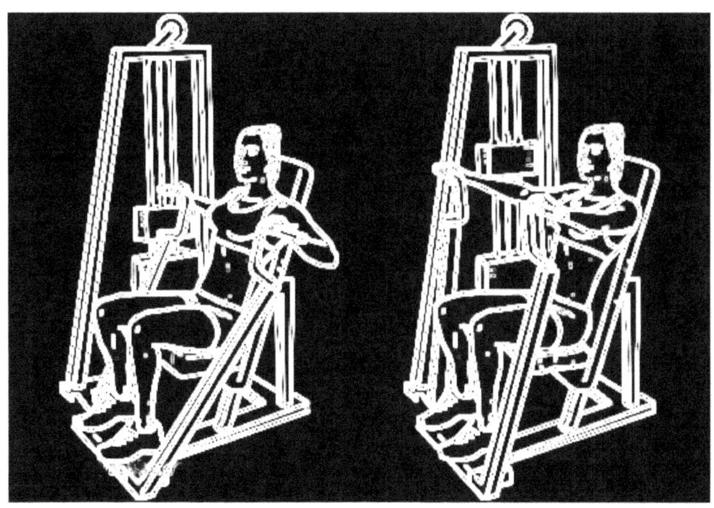

Pectoral Machine

Ejecución: agarre las empuñaduras, mueva las barras lentamente hasta juntar los brazos mientras exhala; Vuelve a la posición inicial.

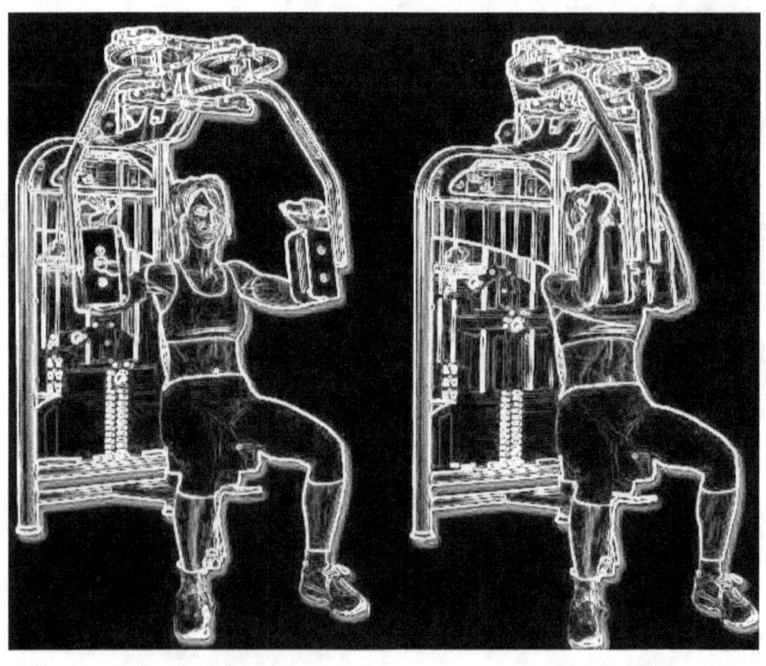

DORSALES
Peso libre
Dominadas o Chin Up
Ejecución: Sostenga la barra con un agarre en decúbito prono con una anchura de unos 15 cm mayor que la de los hombros; Levanta el cuerpo hasta que la barbilla toque la barra; baje el cuerpo lentamente hacia la posición inicial.

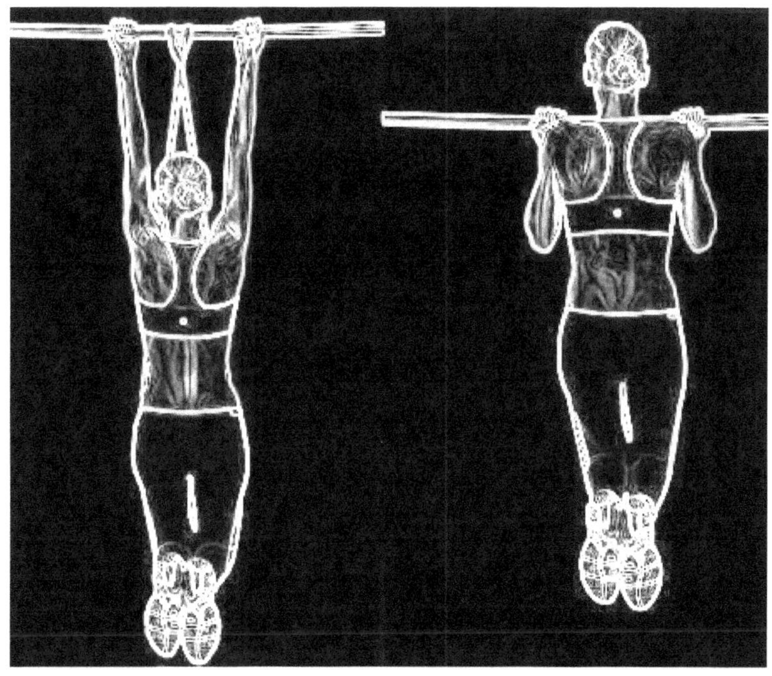

Remo con mancuernas o One arm dumbbell row
Ejecución: sostienes una mancuerna con un agarre neutral; apoyarse en un banco con la otra mano y la rodilla correspondiente; levante el manillar verticalmente levantando el codo lo más alto posible.

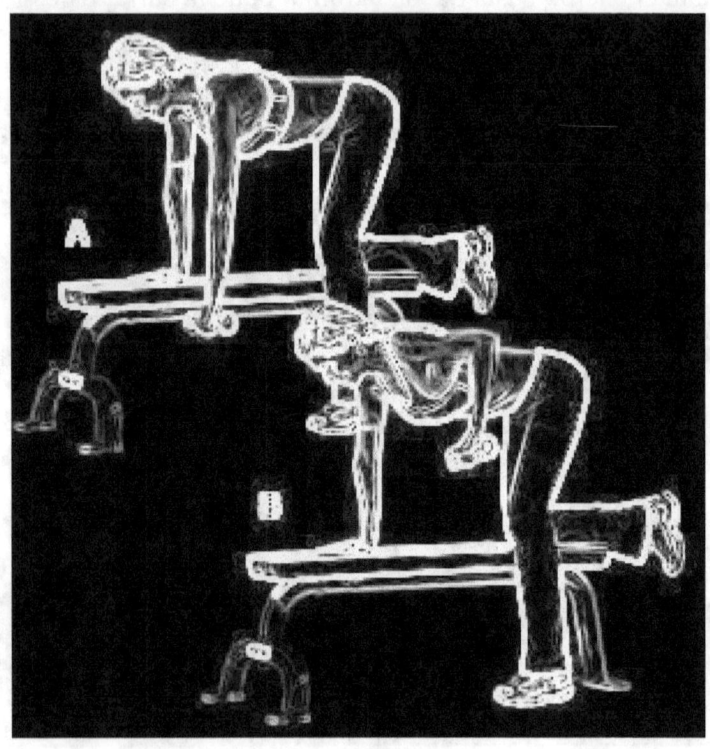

Dumbbell pull over

Ejecución: Acostado en un banco con la cabeza en el borde del mismo, sostenga una mancuerna verticalmente; manteniendo los codos semiflexionados, baje lentamente el peso detrás de la cabeza mientras inhala, hasta que el peso alcance la altura de la cabeza; volver exhalando a la posición inicial.

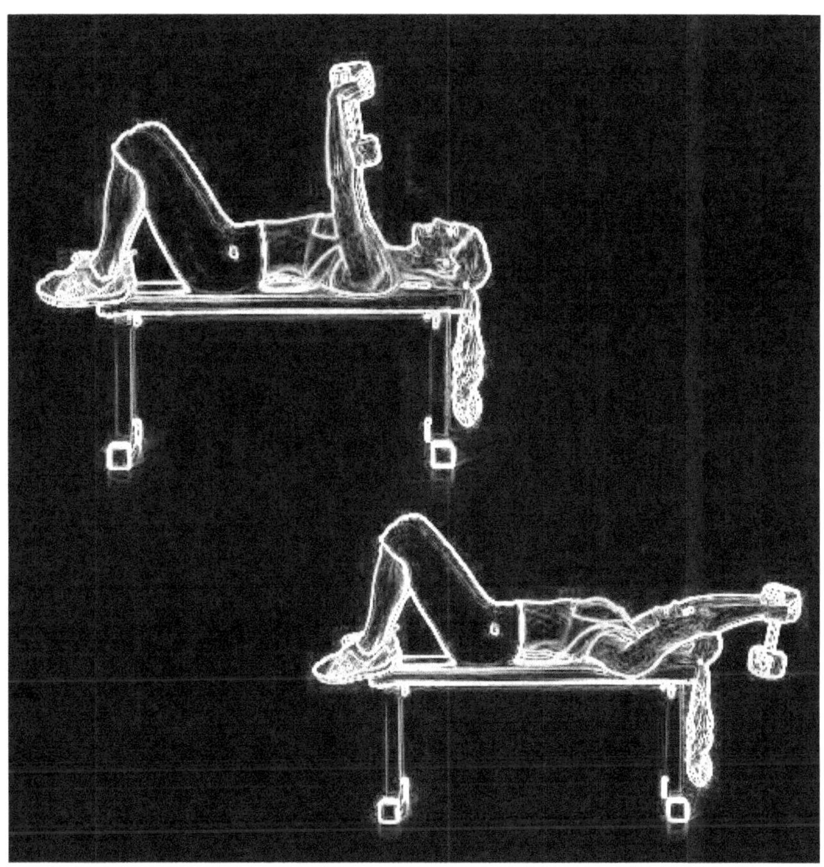

Maquinaria
Lat Machine o Cable front pull down
Ejecución: Sostenga la barra con un agarre en decúbito prono aproximadamente 15 cm más ancho que el de los hombros; Baje la barra hasta llegar a la parte superior del pecho, apriete el músculo de la espalda; Vuelva lentamente a la posición inicial.

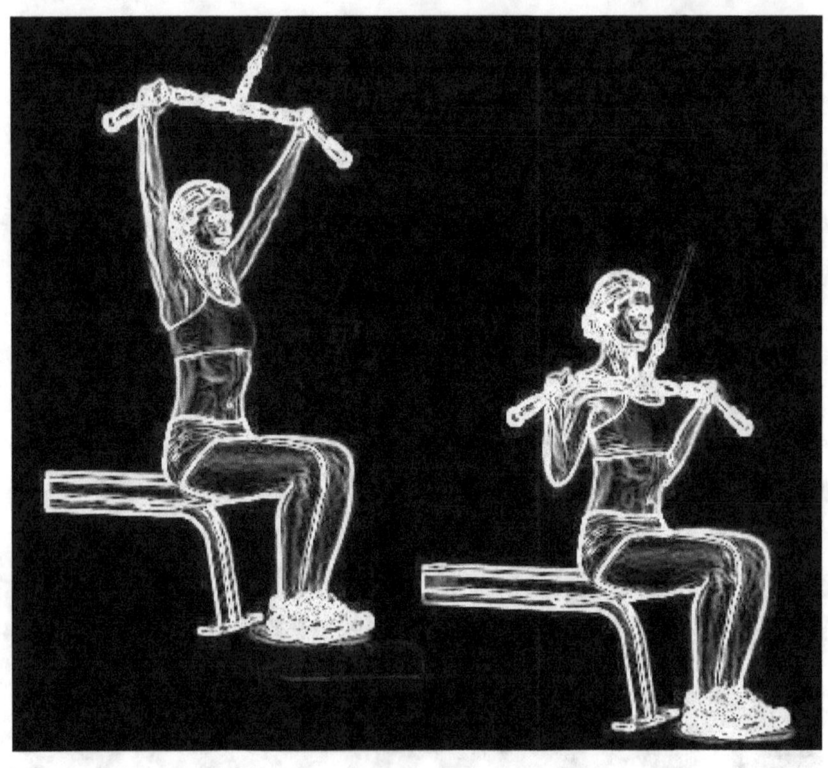

Pulley Bajo o Cable seated row
Ejecución: Sentado en la máquina, sujete el mango con un agarre en decúbito prono; tire de la manija hacia su pecho manteniendo la espalda recta; Vuelve a la posición inicial.

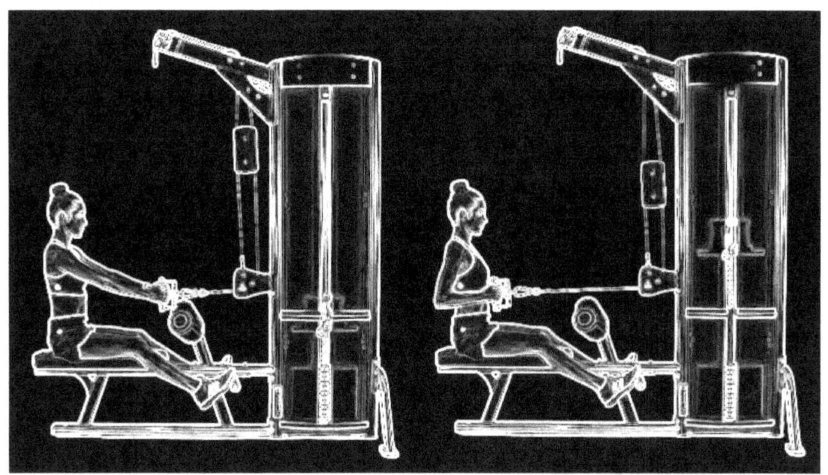

ESPALDA
Peso libre
Military Press o Lento Avance
Ejecución: Sentado en un banco o de pie, sujete una barra con un agarre en decúbito prono y con una apertura ligeramente más alta que la de los hombros. Baje la barra hasta que llegue al pecho en el área de la clavícula; Vuelva lentamente a la posición inicial. También puedes usar mancuernas.

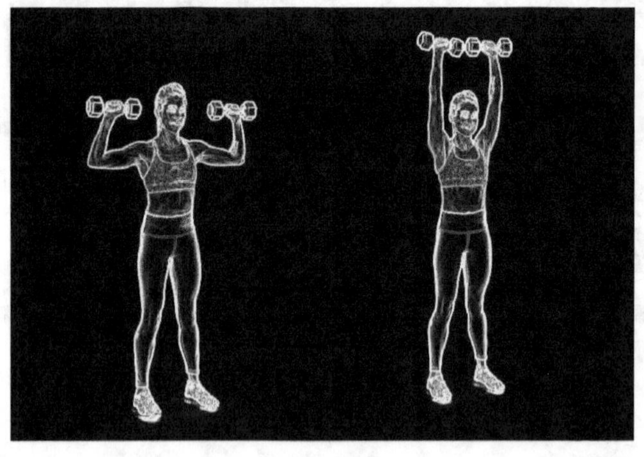

Press con mancuernas o Seated dumbbell shoulder press
Ejecución: Sentado en un banco, se agarran dos mancuernas a los lados de la cabeza en pronación; se elevan a una extensión casi completa acercándose a ellos levemente; Vuelva lentamente a la posición inicial.

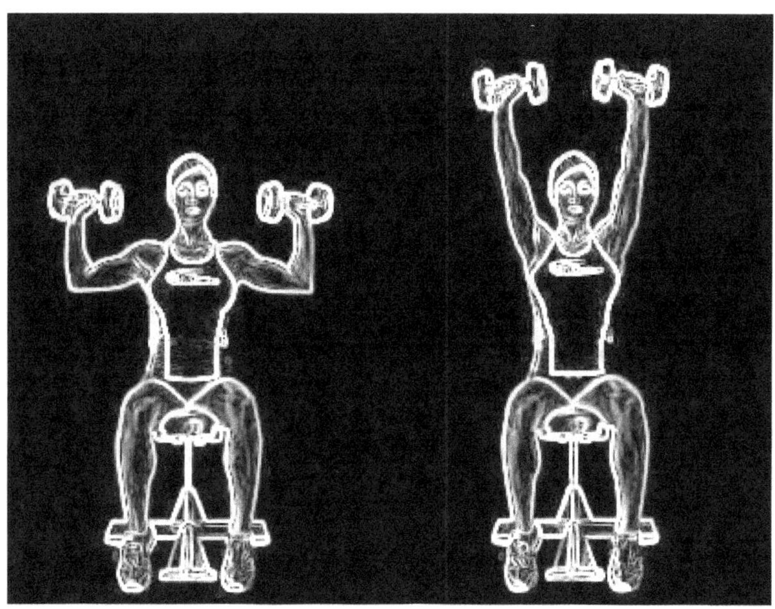

Elevaciones laterales con mancuernas o Dumbbell lateral raise
Ejecución: De pie, sostenga dos mancuernas sosteniéndolas a los lados del cuerpo. Los brazos se levantan de lado y lentamente hasta alcanzar la altura de los hombros; Vuelva lentamente a la posición inicial.

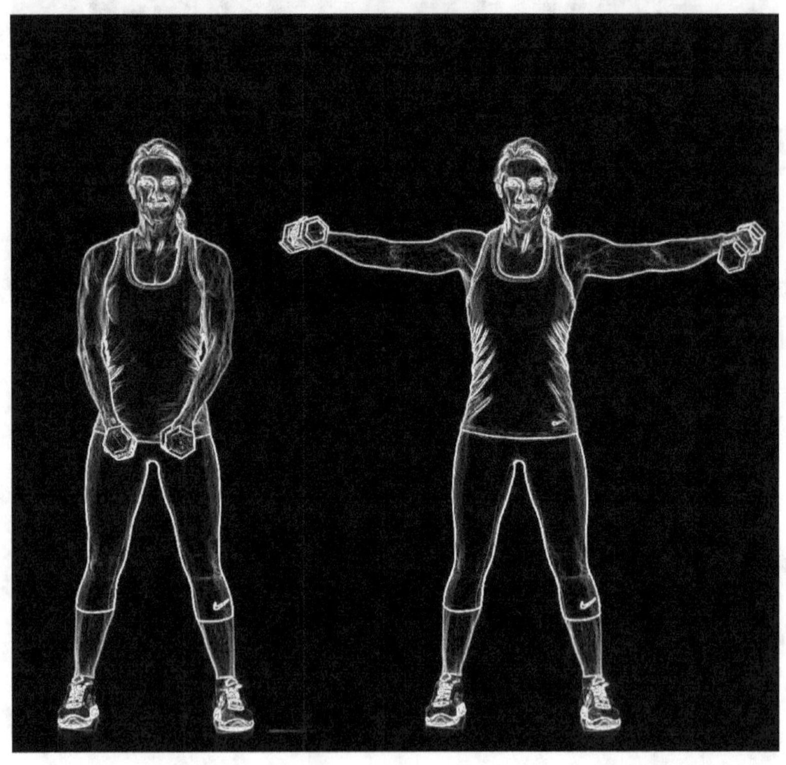

Elevación frontal o Dumbbell front raise
Ejecución: mientras está de pie, agarra dos mancuernas sosteniéndolas sobre la parte delantera de sus muslos. Los brazos se levantan frontalmente hasta la altura de la cabeza. Regrese lentamente a la posición inicial.

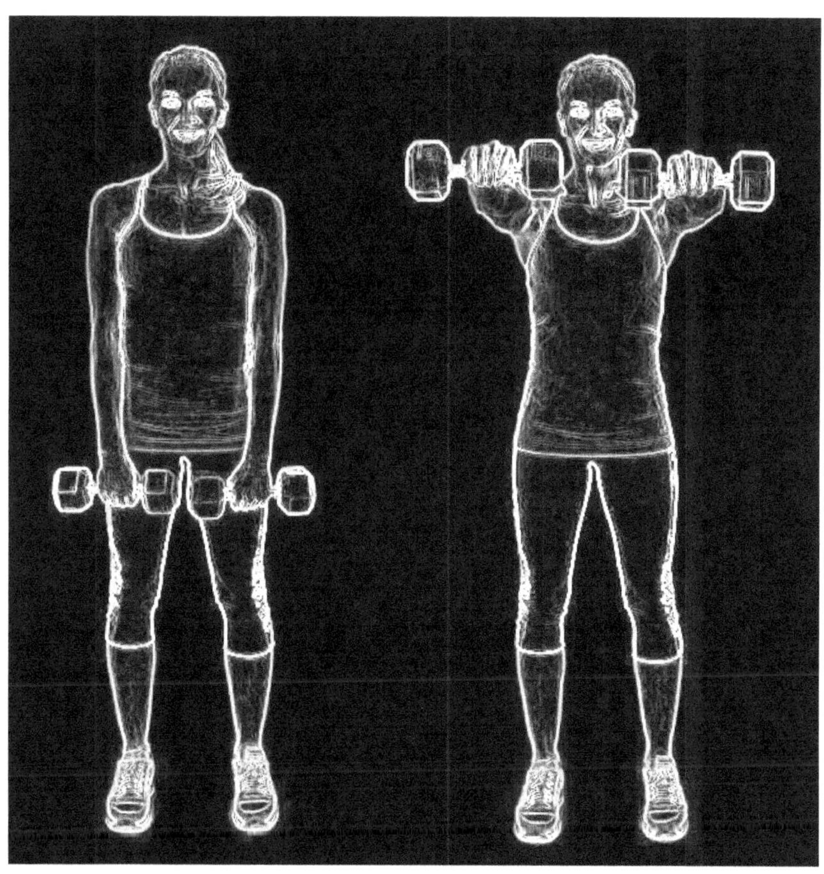

Elevaciones traseras de pie o Dumbbell rear lateral raise
Ejecución: De pie con el tronco casi en posición horizontal, se agarran dos mancuernas manteniendo los codos ligeramente doblados; las mancuernas se elevan lateralmente hasta alcanzar la altura del tronco; Vuelva lentamente a la posición inicial.

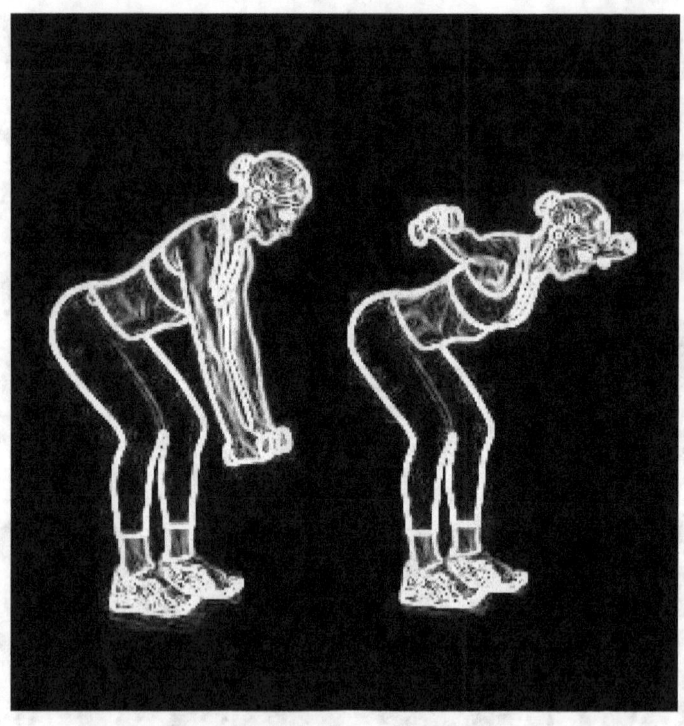

Maquinaria
Shoulder press
Ejecución: Sentado con los mangos a la altura de los hombros, las barras se empujan casi hasta la extensión máxima del codo; Vuelva lentamente a la posición inicial.

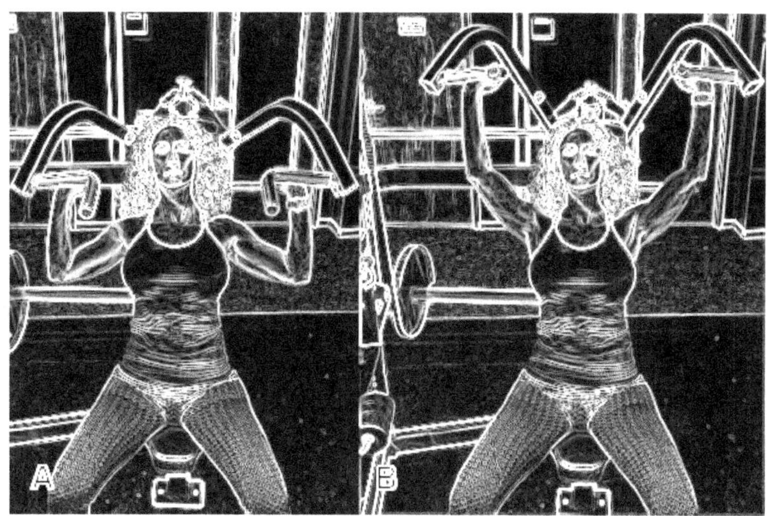

BÍCEPS
Peso libre
Curl con barra o Barbell curl
Ejecución: De pie, con las piernas ligeramente separadas, la barra se sujeta por delante de los muslos; la barra se levanta lentamente, manteniendo los hombros quietos y moviendo solo la articulación del codo; Vuelve a la posición inicial.

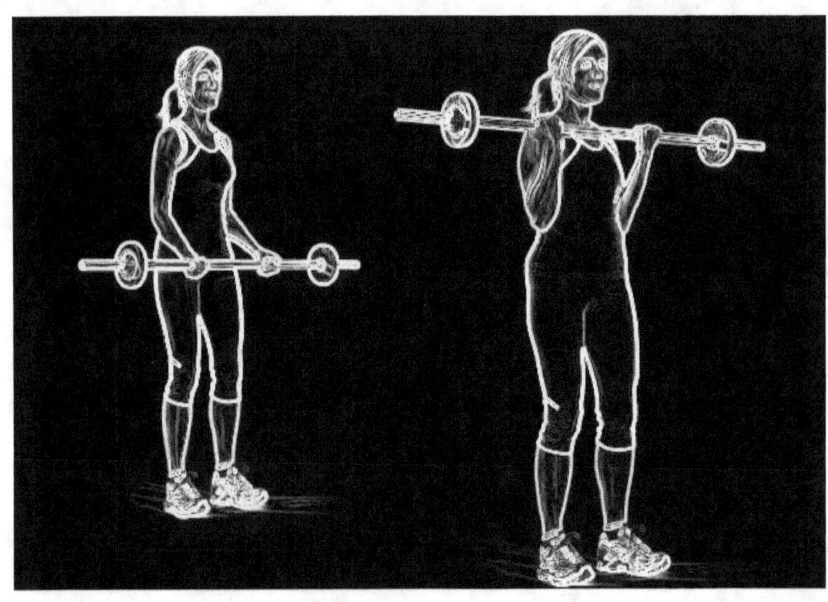

Curl con mancuernas o Dumbbell curl

Ejecución: De pie con las piernas ligeramente separadas o sentado en un banco, las mancuernas se agarran a los lados del cuerpo con un agarre neutral; las mancuernas se levantan lentamente, manteniendo los hombros quietos y moviendo solo la articulación del codo; Vuelve a la posición inicial.

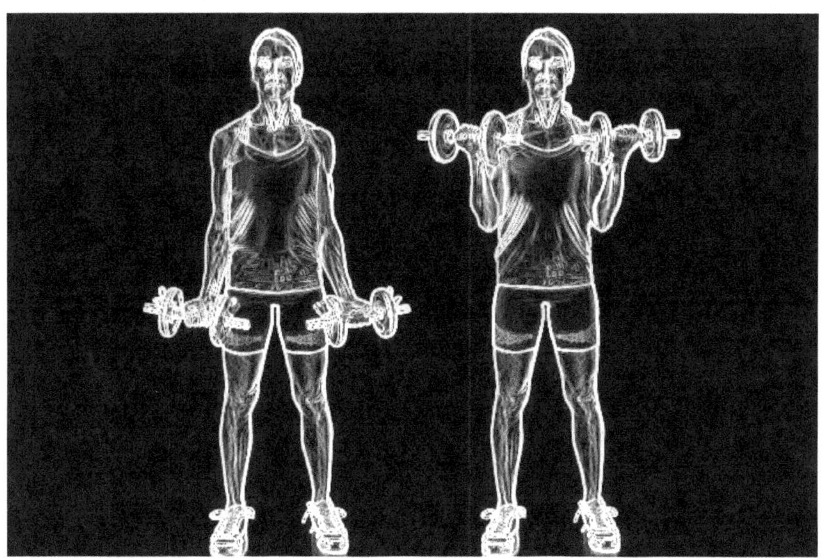

Maquinaria
Curl de cable bajo o Cable curl
Ejecución: De pie frente al cable bajo con las piernas ligeramente separadas, la barra se agarra por delante del tronco en supinación (palmas enfrentadas), con un asa ligeramente más alta que la de los hombros; levante el cable lentamente manteniendo quietos los hombros; Vuelve a la posición inicial.

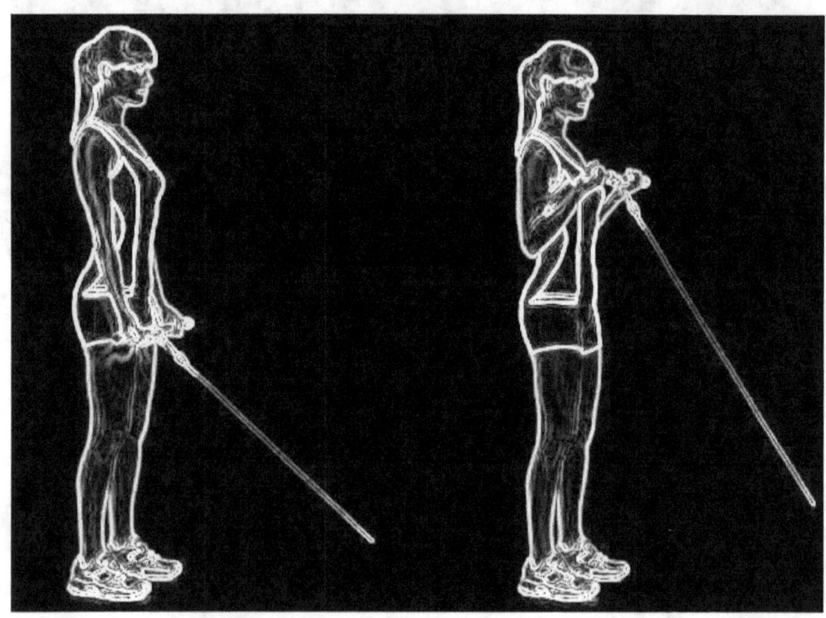

TRÍCEPS
Peso libre
Press francés con mancuernas o Dumbbell lying triceps extension
Ejecución: Tumbado de espaldas en un banco con los pies apoyados en el suelo, agarras las mancuernas con las manos en posición neutra con los codos extendidos frontalmente frente a los ojos; lleve lentamente las mancuernas hacia los lados de la cabeza doblando los codos; Vuelva lentamente a la posición inicial.

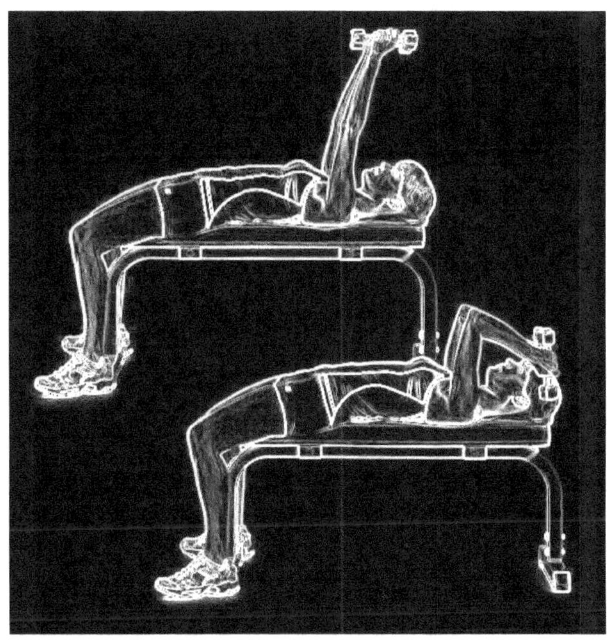

Estiramientos paralelos o Bar dips

Ejecución: Manteniendo los paralelos con un agarre fuerte con el tronco erguido, desciende verticalmente lentamente doblando los codos, sin inclinar demasiado el tronco hacia adelante hasta que los brazos queden paralelos al suelo; Vuelve a la posición inicial.

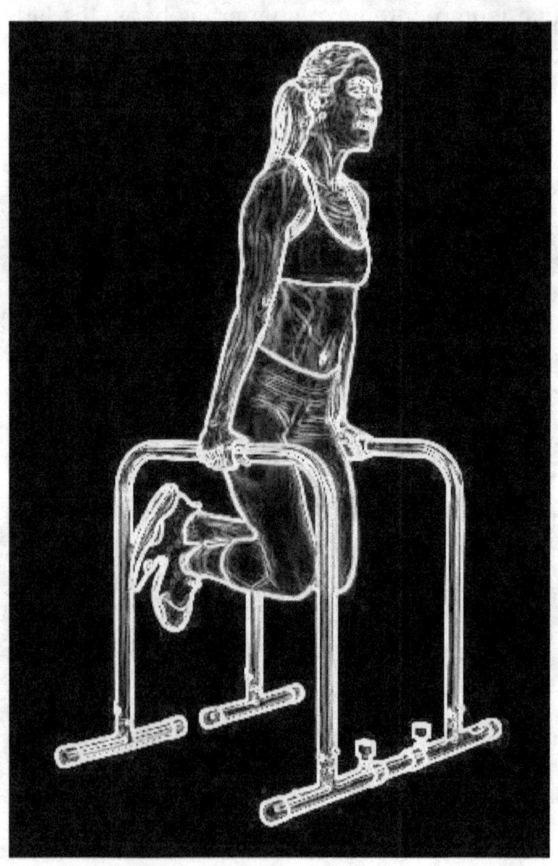

Kick back con mancuernas

Ejecución: Apoyado en un banco plano, agarrando un manillar en posición neutra, partiendo de una flexión del codo de 90°, se sube hasta la extensión casi completa del brazo ; Vuelve a la posición inicial.

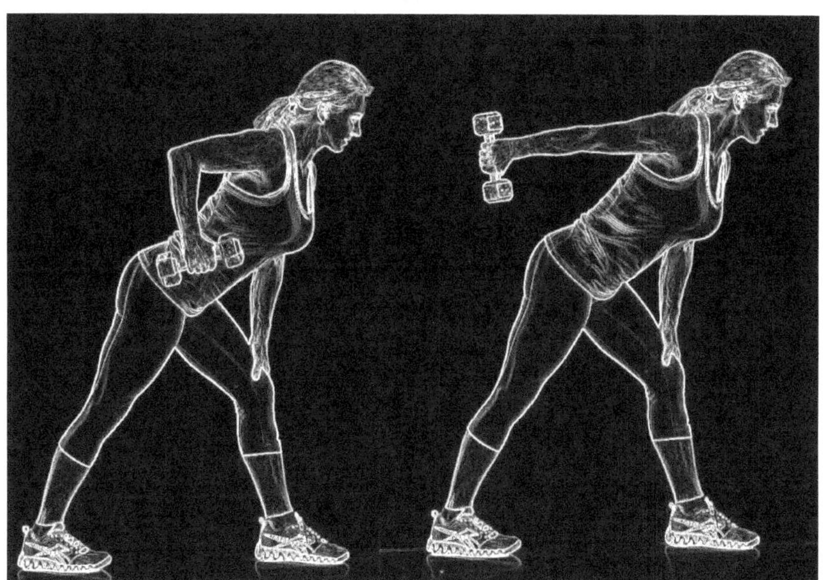

Maquinaria
Push down
Ejecución: De pie frente al cable alto, se agarra la barra en pronación a una distancia similar o menor a la de los hombros; la barra se baja sin mover los codos que están cerrados y pegados al tronco; Vuelve a la posición inicial.

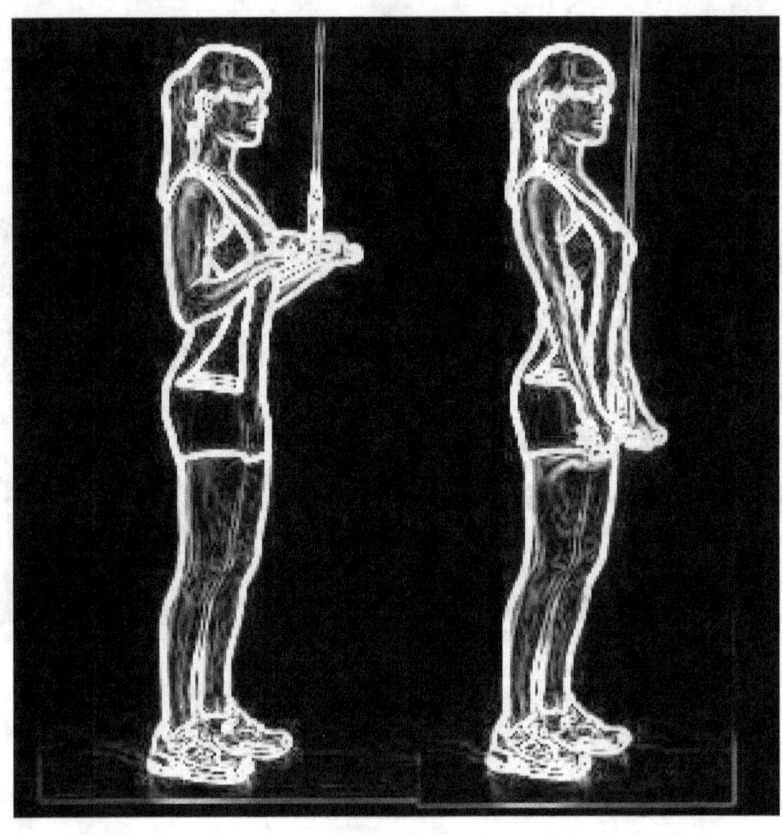

PIERNAS
Peso libre
Sentadillas con mancuernas

Ejecución: De pie con las piernas ligeramente separadas, agarre las mancuernas, manteniéndolas en un agarre neutral a lo largo de las caderas; bajar doblando las rodillas hasta que los muslos queden paralelos al suelo, sin levantar los talones; Vuelve a la posición inicial.

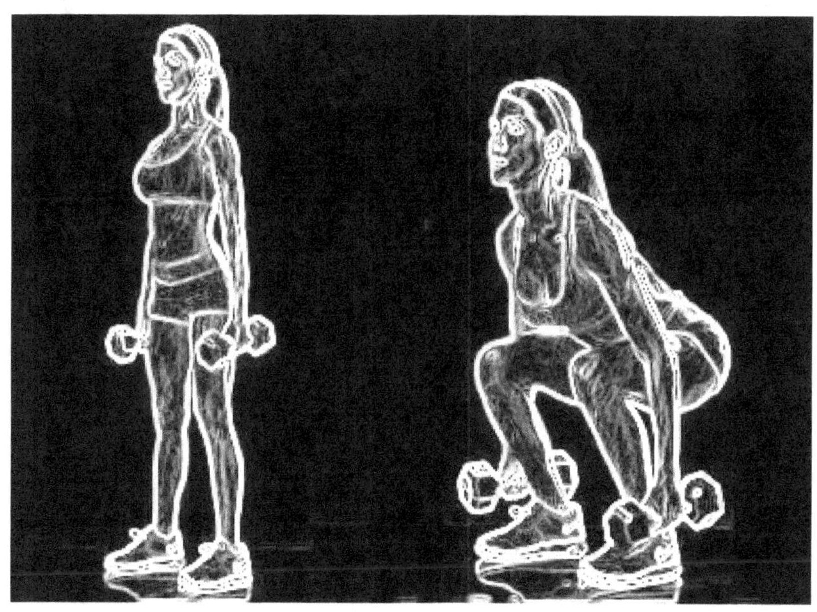

Estocadas o Lunge

Ejecución: De pie con dos mancuernas en la mano en posición neutra, se da un paso largo hacia adelante, acercando la rodilla al suelo; Vuelve a la posición inicial.

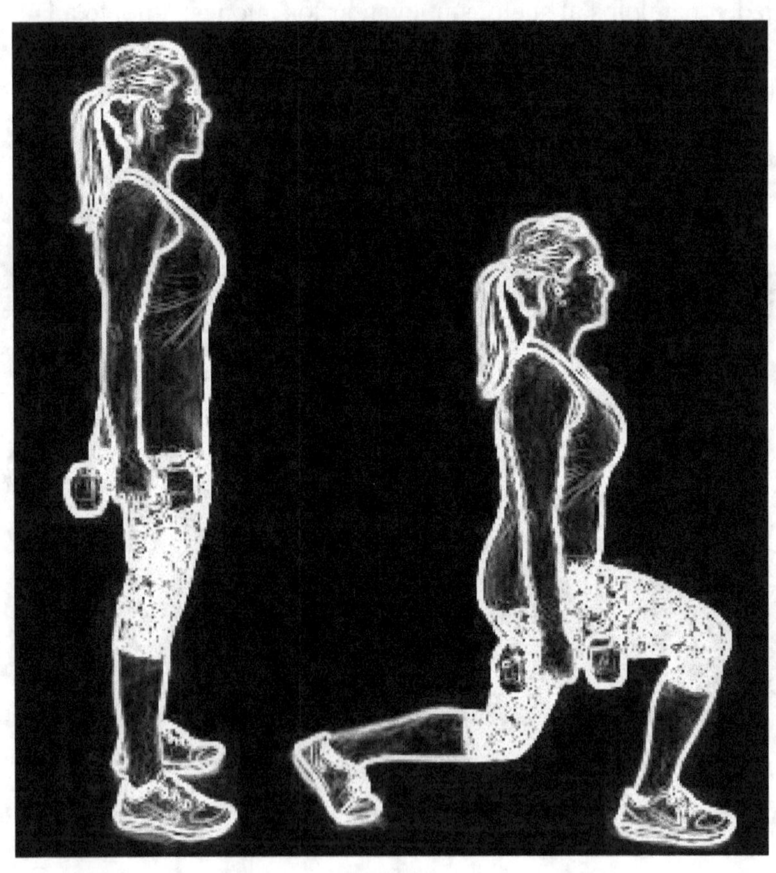

Empujes de cadera o Hip Thrust

Ejecución: Acuéstese o recuéstese en un banco con la parte superior de la espalda. Tome una mancuerna y sosténgala en su regazo. Empuje la pelvis hacia arriba, deténgase durante 2 segundos en la posición de máxima contracción de los glúteos.

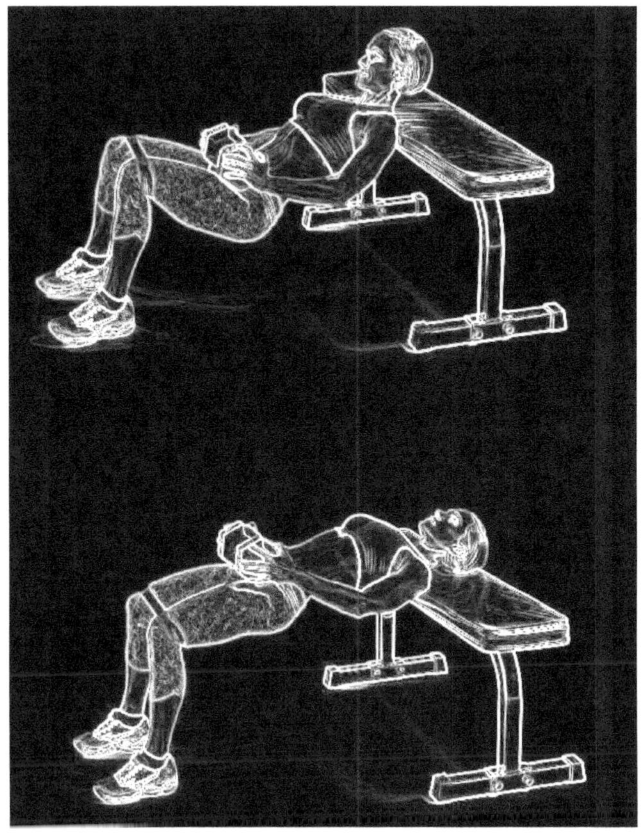

Step up

Ejecución: Párese frente a una subida o un escalón, sostenga las mancuernas a los lados en una posición neutral. Sube y baja por la contrahuella, alternando piernas.

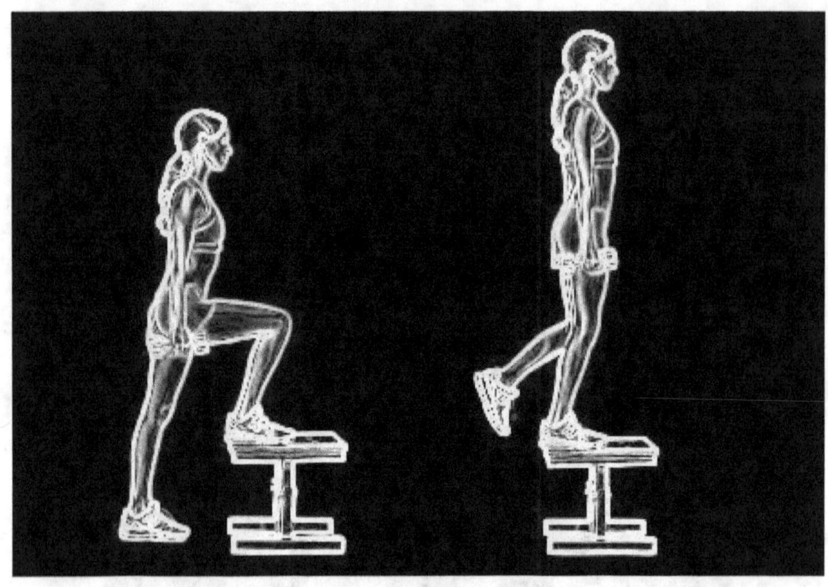

Elevación de pantorrillas de pie o Standing calf raise
Ejecución: De pie con la parte delantera del pie apoyada en el borde de un escalón a una distancia similar a los hombros entre los dos pies, se realiza una flexión de la planta del pie; Vuelve a la posición inicial.

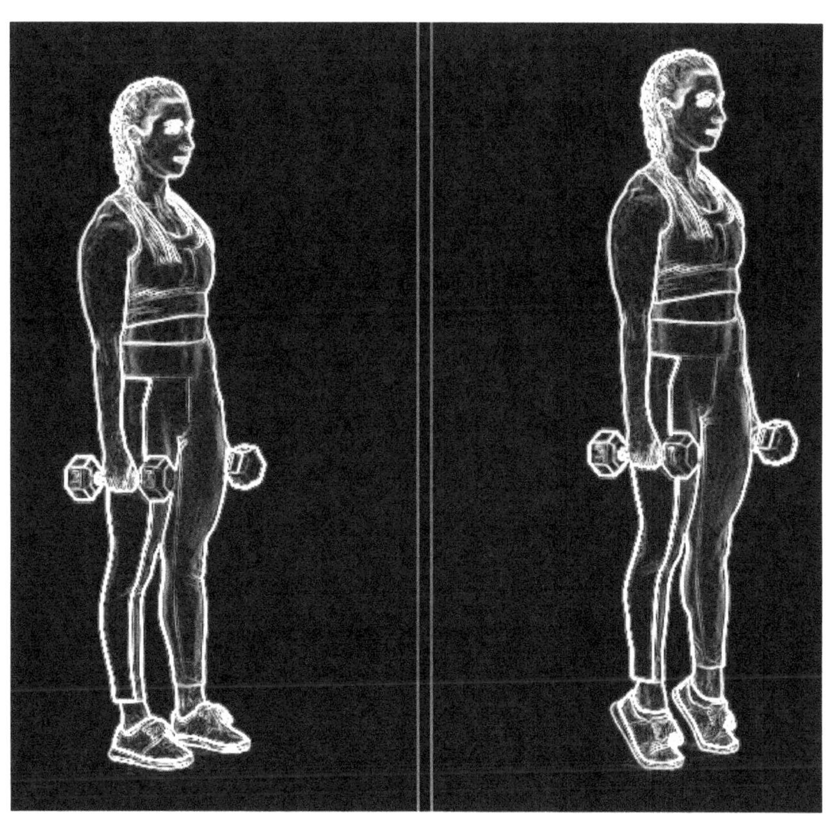

Maquinaria
Leg press
Ejecución: Sentado a la máquina con la espalda bien apoyada, coloque los pies sobre la plataforma con una apertura ligeramente más alta que la de las caderas; bajar hasta acercar los muslos al tronco sin levantar la pelvis; Vuelve a la posición inicial.

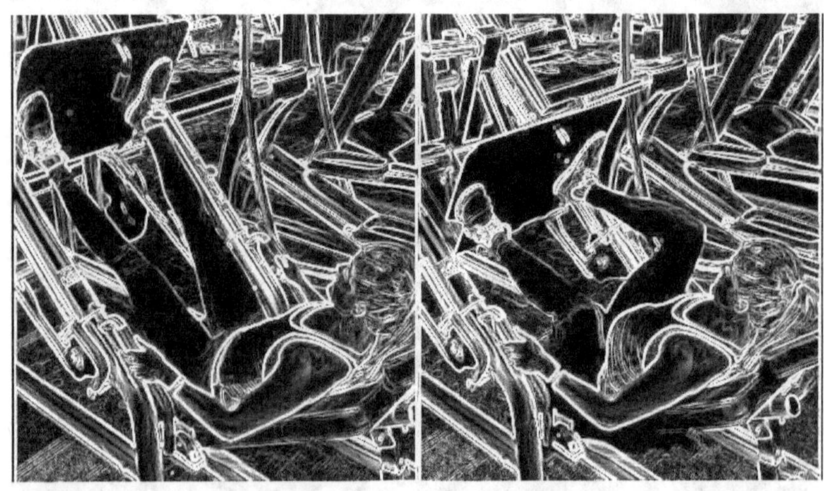

Leg extension

Ejecución: Siéntese en el banco con la parte superior de los tobillos debajo de los topes; levante el peso unos 90 ° hasta que las piernas estén extendidas; Vuelva lentamente a la posición inicial.

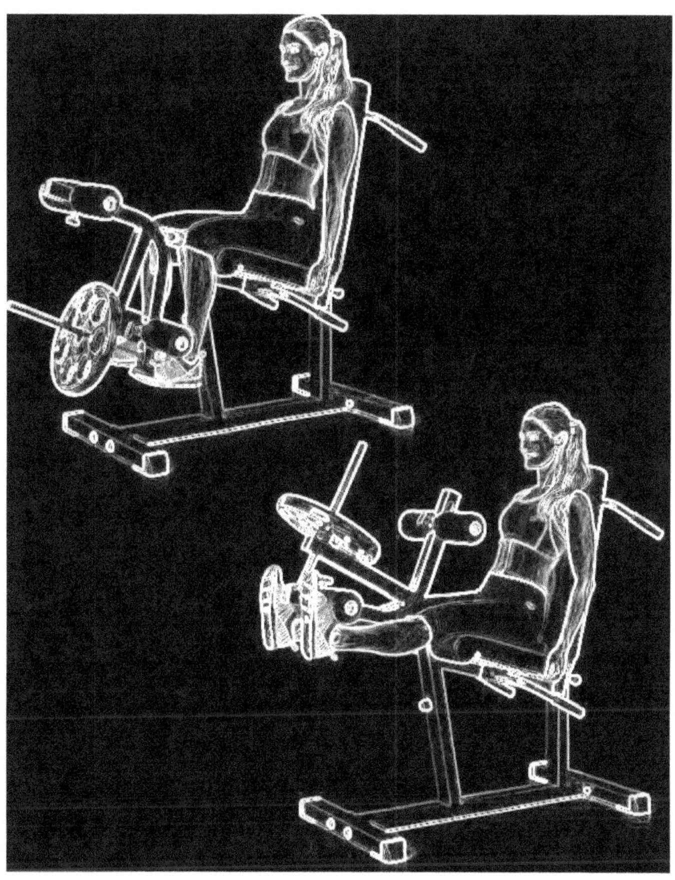

Leg curl

Ejecución: Acuéstese en el banco de la máquina, coloque los talones debajo de los topes de la máquina y levante el peso; Vuelve a la posición inicial.

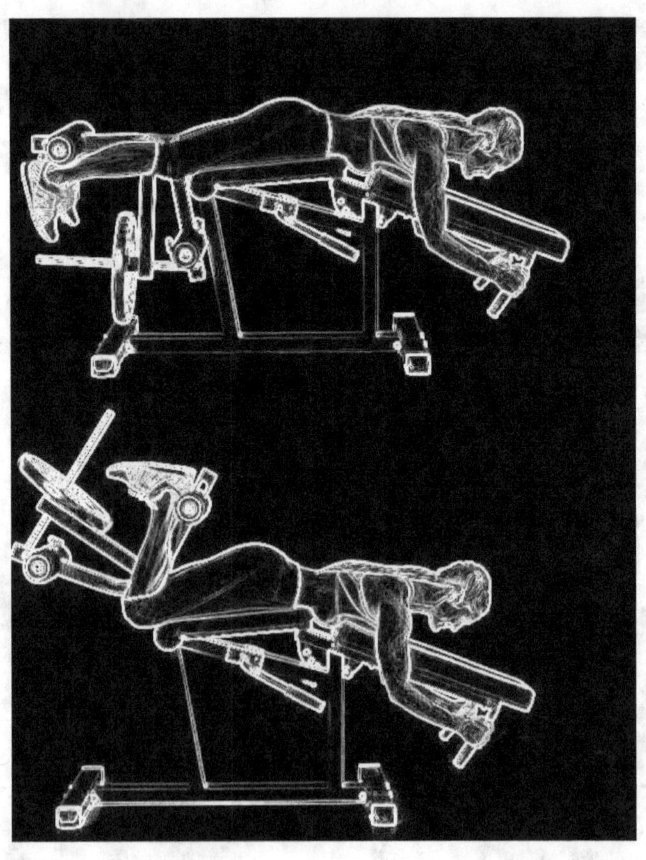

MÚSCULOS ABDOMINALES
Crunch

Ejecución: Acostado de espaldas con las piernas apoyadas en un banco, se levantan los hombros con una contracción de los abdominales con un movimiento corto y controlado, la zona lumbar está siempre apoyada en el suelo; Vuelve a la posición inicial.

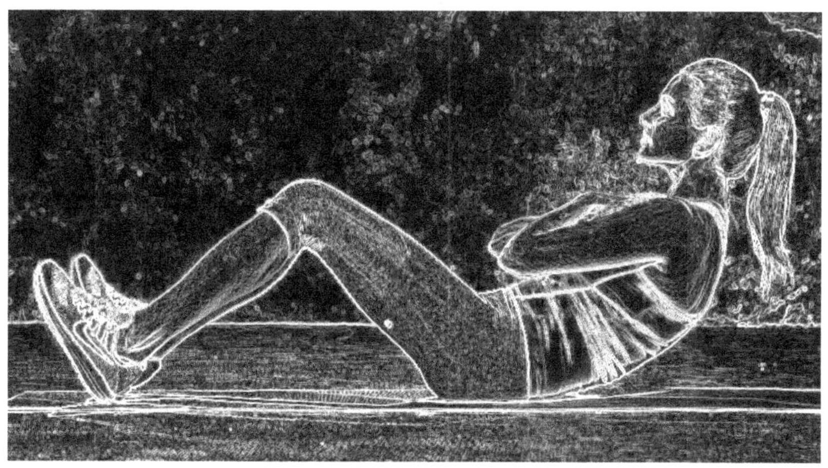

Sit Up en el banco

Ejecución: Sentado en un banco inclinado unos 45 ° con las piernas aún debajo de los soportes, se levanta el tronco con la contracción de los abdominales; Vuelve a la posición inicial.

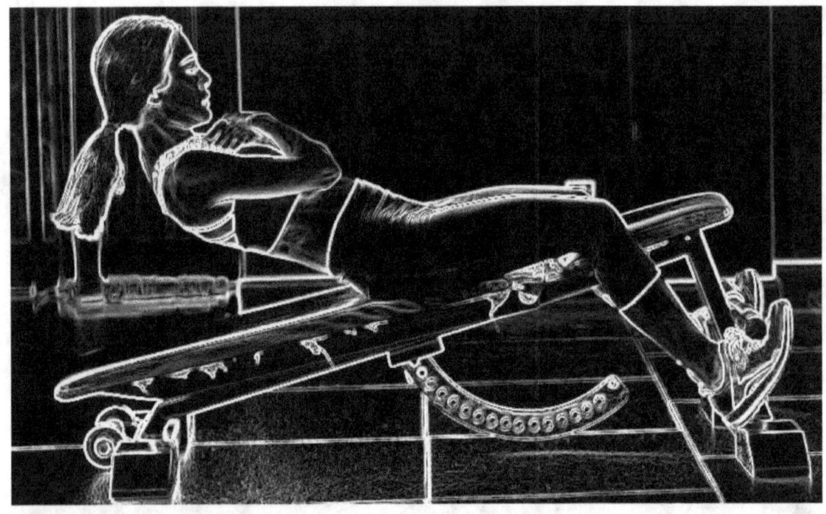

Crunch inverso o Lying leg vertical raise

Ejecución: Acostado de espaldas con las manos a los lados del cuerpo debajo de los glúteos, levantar la pelvis y levantar las piernas con movimientos verticales, elevando la zona lumbar con cada repetición; Vuelve a la posición inicial.

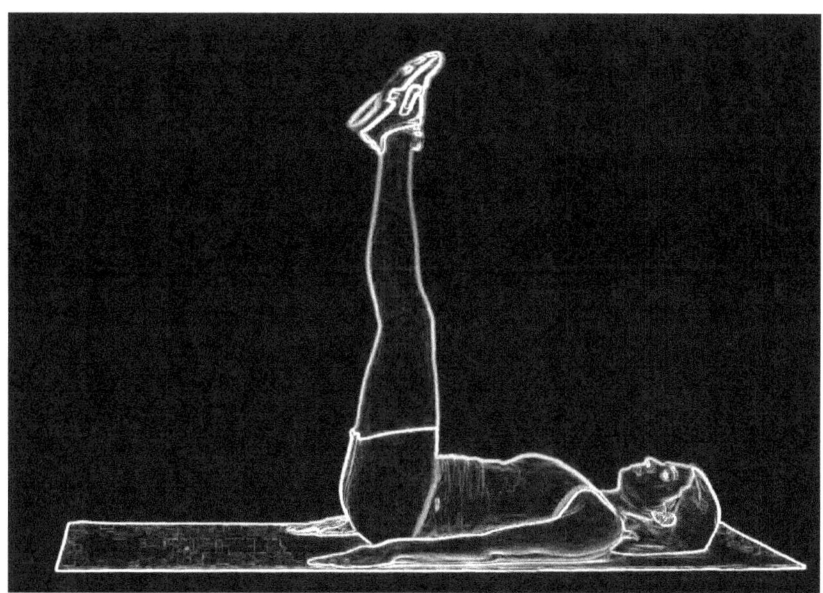

Nota general

En mi método, el tiempo disponible para entrenar juega un componente fundamental. Para ello propongo realizar uno o como máximo dos ejercicios por cada grupo muscular. Con el tiempo nos "especializamos" en los ejercicios elegidos, aumentando gradualmente las cargas levantadas.

Por supuesto, si un grupo de músculos realiza diferentes funciones articulares, los ejercicios deben alternarse para cada movimiento.

Si tomamos los músculos del hombro, por ejemplo, realizaremos una serie de prensas militares y una serie de elevaciones laterales, o elevaciones traseras.

En general, prefiero solo un ejercicio por grupo de músculos, en virtud de la consideración de que, en cualquier caso, todos los sectores del músculo están involucrados en cada movimiento realizado.

Ciertamente, durante los mesociclos habrá variaciones en el tipo de ejercicio para asegurar la variabilidad necesaria también a este respecto, sin sin embargo el deseo de cambiar necesariamente el tipo de ejercicio.

En cualquier caso, el tipo de ejercicio es la variable que menos impacto tiene en la masa muscular, si se consigue asegurar el incremento necesario en las principales variables de entrenamiento. Que son, como hemos visto, la carga, el volumen de entrenamiento (series y repeticiones) y la duración del descanso entre series.

Mi consejo, a la hora de crear tus rutinas de entrenamiento, es entrenar el mayor número de veces posible durante la semana, garantizando multifrecuencia.

Entrenando el mismo distrito muscular varias veces a la semana, con sesiones de 30/40 minutos. En algunos momentos, en caso de deficiencia muscular, es posible concentrar las fuerzas sobre esos grupos musculares, realizando dos o más ejercicios en el sentado dedicados a ellos.

Las propuestas de entrenamiento que encontrará en los siguientes capítulos se han extraído en parte de mi libro "*Plan de entrenamiento para un año*". Se ajustan tanto a mujeres como a hombres.

Lo que puede cambiar es la cantidad de peso que se levanta, aunque muchas mujeres son más fuertes que muchos hombres. Sin embargo, están construidos para adaptarse a cargas relacionadas con las capacidades de cada persona.

Para quien está empezando a entrenar y quizás quiera adelgazar, lo importante es moverse, activar el metabolismo que a su vez permite mejorar la sensibilidad a la insulina y un mayor y mejor consumo de calorías.

Los grupos de músculos son los mismos para hombres y mujeres y todos necesitan ser entrenados. Eso sí, quizás se privilegien unas zonas musculares que son más deficientes que otras, cada persona es diferente a la otra, pero no se debe creer que el entrenamiento de la mujer debe consistir principalmente en entrenamiento de muslos y glúteos.

Actividad aeróbica

La actividad aeróbica es ese tipo de actividad motora que requiere un alto consumo de oxígeno a lo largo del tiempo. Las reservas de glucógeno se agotan como resultado del trabajo muscular. El trabajo muscular conduce a un aumento en el uso de las reservas de energía al consumir el glucógeno contenido en los músculos y utilizar las reservas de energía del cuerpo en forma de ácidos grasos presentes en el tejido adiposo.

Por tanto, la actividad aeróbica es útil en casos de pérdida de peso o en una fase de definición muscular, que puede seguir una fase denominada "masa", porque permite consumir más calorías que el levantamiento de pesas.

Evidentemente, cuanto más dure la actividad motora, mayor será el consumo energético. Por lo general, se recomienda una carrera a velocidad moderada, tratando de mantener su frecuencia cardíaca entre el 65 y el 80% de su frecuencia cardíaca máxima.

Esta frecuencia cardíaca máxima se puede obtener de forma aproximada pero indicativa con la siguiente fórmula:

FCMax = 220 - edad.

La duración mínima de actividad aeróbica recomendada, para tener un beneficio en el tiempo en cuanto a condición física y mejora metabólica, es de al menos 20 minutos por sesión.

En cualquier caso, no pierde peso mientras hace ejercicio, sino que mantiene un déficit calórico de larga duración. La actividad aeróbica ayuda a este proceso porque aumenta el consumo de calorías y, por lo tanto, permite aumentar la participación del déficit de calorías antes mencionado.

Para tener una idea del papel de la actividad aeróbica en la pérdida de peso, podemos utilizar algunas fórmulas útiles, desarrolladas a lo largo del tiempo por estudiosos de las ciencias del deporte, como las siguientes:

Gasto energético (Kcal) = 1Kcal x Kg de peso x Km recorridos (fórmula de Arcelli). Por ejemplo 1Kcal x 60 (peso) x 10 (Km recorridos) = 600 Kcal consumidas.

En base a algunos estudios, se han establecido los porcentajes de uso de carbohidratos y grasas en función del porcentaje de la frecuencia cardíaca máxima, a través del Cociente Respiratorio y el VOmax (consumo de oxígeno).

Una frecuencia cardíaca por debajo del 80% de la frecuencia cardíaca máxima nos lleva a quemar una media del 70% de los carbohidratos y el 30% de las grasas. Volviendo a nuestro ejemplo, para conocer la cantidad de Kcal de grasa quemada debemos calcular el 30% de 600 Kcal, que corresponde a 180 Kcal. Un gramo de grasa corresponde a 9 Kcal, pero en el cuerpo humano la masa grasa (adipocito) se combina con agua, por lo que 1Kg de grasa corporal representa unas 7.000 Kcal y no 9.000 Kcal, como puede parecer al multiplicar 1Kg por 9 Kcal generadas a partir de 1 gramo de grasa. Entonces, en la práctica, 1 gramo de grasa corporal corresponde a 7Kcal. En la práctica, en la sesión de entrenamiento de nuestro ejemplo se consumieron 180 Kcal / 7 = 25,7 gramos de grasa. Para perder, por ejemplo, 2,57 Kg. (25,7 gramos * 1000 gramos (1Kg)), manteniendo todos los demás parámetros sin cambios, hay que recorrer 10.000 km. Está claro que para obtener resultados en términos de pérdida de peso, no se puede ignorar una dieta que genera un déficit calórico a largo plazo. Y esto es cierto independientemente del tipo de dieta que esté de moda en un momento dado. También puede perder peso comiendo más carbohidratos si su ingesta total de calorías es menor que su consumo de energía.

¿Qué actividad aeróbica usar? Mucho depende de las preferencias personales y de la temporada. Siempre es preferible realizar esta actividad al aire libre, a través de la carrera o el jogging.

Para aquellos que comienzan ahora con alguna actividad aeróbica, por ejemplo corriendo, les recomiendo comenzar con una actividad ligera, con caminatas de 20 minutos.

Durante la primera fase, intentaremos aumentar la duración del entrenamiento en 5-10 minutos en cada salida, hasta 45 minutos.

En la segunda fase, después de los primeros 15 minutos de caminata, se inicia una carrera ligera, que se mantendrá durante 5 minutos. En esta etapa intentaremos aumentar el tiempo en el que corremos cada vez, en comparación con el tiempo en el que caminamos.

Cuando puede correr durante al menos 45 minutos, puede aumentar su velocidad de carrera.

En este caso, los periodos de funcionamiento lento se alternarán con periodos de funcionamiento rápido.

Por ejemplo, 15 minutos de carrera lenta, 5 minutos de carrera rápida, alternando entre las dos velocidades durante la sesión de entrenamiento e intentando cada vez aumentar la duración de la carrera rápida.

Cuadro resumen fase 1 y fase 2 de un entrenamiento aeróbico, en este caso referido a carrera, de una persona desentrenada. Si solo practicas actividad aeróbica, te recomendamos al menos 3 entrenamientos a la semana. Si por el contrario también se practican sesiones de musculación, una o dos sesiones por semana, según el tipo de preparación (ya sea de fuerza, masa o acondicionamiento general).

FASE 1

	Minutos de caminata	Minutos de carrera	Tiempo total
Semana 1	20		20
Semana 2	30		30
Semana 3	40		40
Semana 4	45		45

FASE 2

	Minutos de caminata	Minutos de carrera	Tiempo total
Semana 1	15	10	25
Semana 2	15	15	30
Semana 3	15	20	35
Semana 4	15	25	40

Protocolos de entrenamiento

A continuación encontrará el detalle de mi protocolo de entrenamiento con una duración total de 32 semanas, por lo tanto 8 meses, al final de los cuales es posible continuar, retomando una determinada fase, hasta un año completo de entrenamiento.

Este macrociclo contiene y se divide en cuatro fases: una **fase** inicial o **de adaptación** de 8 semanas, apta para aquellos que han empezado a entrenar recientemente o para aquellos que retoman la actividad tras un período de descanso.

A esto le sigue una **fase de fuerza** de 8 semanas en la que intentamos, a través de las metodologías utilizadas, aumentar la fuerza general.

Tras la fase de fuerza, que es muy cara para el organismo, hay una fase de recuperación que dura 4 semanas. El último mesociclo del protocolo consiste en la **fase de hipertrofia** de 12 semanas de duración, en la que los entrenamientos estarán dirigidos a ganar masa muscular.

Al final del período de hipertrofia es bueno insertar un período de recuperación de otras 4 semanas y luego reanudar con un ciclo de fuerza o con otro ciclo de hipertrofia en función de sus objetivos específicos.

Fase de adaptación (8 semanas)

Esta fase está pensada para quienes nunca han entrenado con pesas o para quienes no han entrenado durante mucho tiempo.

Aquellos que llevan entrenando al menos 6 meses pueden utilizar esta fase como preparación para las siguientes o empezar directamente con la fase de fuerza.

El protocolo prevé un mesociclo de 8 semanas dividido en dos secciones.

Hay *tres días* de entrenamiento en cada semana.

La primera sección tiene como objetivo principal aprender los movimientos de los distintos ejercicios. Entrenan todos los grupos musculares principales en cada sesión de entrenamiento.

Son entrenamientos de "full body" en los que las cargas no tienen que ser pesadas y las repeticiones son bastante elevadas, de 15 a 20 por serie, con descansos de aproximadamente 1 minuto entre series.

Es importante empezar de forma muy gradual para permitir que el cuerpo se adapte al esfuerzo sin incurrir en lesiones o dolores molestos que puedan bloquear tu deseo de entrenar.

Siempre haga una o dos series de calentamientos con poca carga antes de cada ejercicio.

Cada semana aumente la carga máxima utilizada en la serie de entrenamiento.

La segunda fase, también con sesiones de cuerpo completo y de cuatro semanas, implica semanas con cargas ligeras y otras con cargas más pesadas.

Durante la fase inicial, pero de forma más general durante el entrenamiento, debes intentar mantener un movimiento constante y "limpio", centrándote en el músculo en el que estás trabajando.

Mantenga una velocidad de ejecución (TUT) de 2 segundos durante la fase concéntrica y 2 segundos en la fase excéntrica.

En cuanto al peso que se debe levantar, esto varía claramente según su estado inicial de forma y experiencia, así como su fuerza inicial. Para hacer universal el uso de las cartas, he adoptado el sistema relativo a la repetición máxima, o mejor dicho, el número máximo de repeticiones que puedes realizar con un peso determinado. Por ejemplo, si se indica 3 series @ 8-10RM, significa que debes usar un peso que te permita realizar un máximo de 10 repeticiones correctamente y no menos de 8, si luego en otra rutina para el mismo ejercicio ese número es baja, es decir, encontrar @ 5-7RM significa que con el peso utilizado se puede realizar un máximo de 7 repeticiones, es decir, la carga es más pesada que la primera indicación.

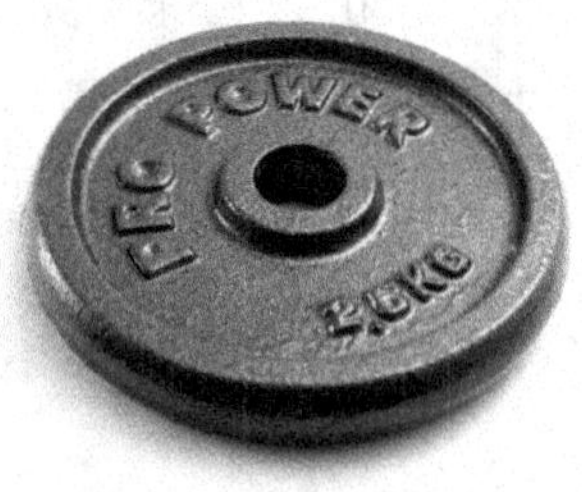

Fase de adaptación. Sección 1. Semana 1, 2, 3, 4, 5

Esfuerzo percibido igual a 7, aumentar el peso después de cada serie, el último hasta el fallo muscular

DÍA	MÚSCULOS	EJERCICIOS
lunes	Full Body	Banco plano con mancuernas [3 serie @ 15-20RM] Press militar mancuernas[3 serie @ 15-20RM] Remo con mancuerna [3 serie @ 15-20RM] Curl de bíceps con mancuernas [3 serie @ 15-20RM] Pull Down [3 serie @ 15-20RM] Leg curl [3 serie @ 15-20RM] Squat [3 serie @ 15-20RM] Crunch [3 serie @ 15-20RM] Elevaciones de pantorrillas de pie[3 serie @ 15-20RM]
martes	Descanso	
miércoles	Full Body	Banco plano con mancuernas [3 serie @ 15-20RM] Press militar mancuernas[3 serie @ 15-20RM] Remo con mancuerna [3 serie @15-20RM] Curl de bíceps con mancuernas [3 serie @ 15-20RM] Pull Down [3 serie @ 15-20RM] Leg curl [3 serie @ 15-20RM] Squat [3 serie @ 15-20RM] Crunch [3 serie @ 15-20RM] Elevaciones de pantorrillas de pie[3 serie @ 15-20RM]
jueves	Descanso	
viernes	Full Body	Banco plano con mancuernas [3 serie @ 15-20RM] Press militar mancuernas[3 serie @ 15-20RM] Remo con mancuerna [3 serie @ 15-20RM] Curl de bíceps con mancuernas [3 serie @ 15-20RM] Pull Down [3 serie @ 15-20RM] Leg curl [3 serie @ 15-20RM] Squat [3 serie @ 15-20RM] Crunch [3 serie @ 15-20RM] Elevaciones de pantorrillas de pie[3 serie @ 15-20RM]
sábado	Descanso	Actividad aeróbica
domingo	Descanso	

Fase de adaptación. Sección 2. Semana 6
Esfuerzo percibido igual a 7, aumente el peso después de cada serie, la última serie hasta el fallo muscular

DÍA	MÚSCULOS	EJERCICIOS
lunes	Full Body	Banco plano con mancuernas [3 serie @ 10-12RM] Press militar mancuernas[3 serie @ 10-12RM] Remo en polea baja [3 serie @ 10-12RM] Curl de bíceps con mancuernas [3 serie @ 10-12RM] Pull Down [3 serie @ 10-12RM] Leg curl [3 serie @ 10-12RM] Leg extension [3 serie @ 10-12RM] Crunch [3 serie @ 10-12RM] Elevaciones de pantorrillas de pie[3 serie @ 10-12RM]
martes	Descanso	
miércoles	Full Body	Banco plano con mancuernas [3 serie @ 10-12RM] Press militar mancuernas[3 serie @ 10-12RM] Remo en polea baja [3 serie @ 10-12RM] Curl de bíceps con mancuernas [3 serie @ 10-12RM] Pull Down [3 serie @ 10-12RM] Leg curl [3 serie @ 10-12RM] Leg extension [3 serie @ 10-12RM] Crunch [3 serie @ 10-12RM] Elevaciones de pantorrillas de pie[3 serie @ 10-12RM]
jueves	Descanso	
viernes	Full Body	Banco plano con mancuernas [3 serie @ 10-12RM] Press militar mancuernas[3 serie @ 10-12RM] Remo en polea baja [3 serie @ 10-12RM] Curl de bíceps con mancuernas [3 serie @ 10-12RM] Pull Down [3 serie @ 10-12RM] Leg curl [3 serie @ 10-12RM] Leg extension [3 serie @ 10-12RM] Crunch [3 serie @ 10-12RM] Elevaciones de pantorrillas de pie[3 serie @ 10-12RM]
sábado	Descanso	Actividad aeróbica
domingo	Descanso	

Fase de adaptación. Sección 2. Semana 7
Esfuerzo percibido igual a 7, aumentar el peso después de cada serie, el último hasta la falla muscular

DÍA	MÚSCULOS	EJERCICIOS
lunes	Full Body	Banco plano con mancuernas [3 serie @ 8-10RM] Press militar mancuernas[3 serie @ 8-10RM] Remo en polea baja [3 serie @ 8-10RM] Curl de bíceps con mancuernas [3 serie @ 8-10RM] Pull Down [3 serie @ 8-10RM] Leg curl [3 serie @ 8-10RM] Leg extension [3 serie @ 8-10RM] Crunch [3 serie @ 8-10RM] Elevaciones de pantorrillas de pie[3 serie @ 8-10RM]
martes	Descanso	
miércoles	Full Body	Banco plano con mancuernas [3 serie @ 8-10RM] Press militar mancuernas[3 serie @ 8-10RM] Remo en polea baja [3 serie @ 8-10RM] Curl de bíceps con mancuernas [3 serie @ 8-10RM] Pull Down [3 serie @ 8-10RM] Leg curl [3 serie @ 8-10RM] Leg extension [3 serie @ 8-10RM] Crunch [3 serie @ 8-10RM] Elevaciones de pantorrillas de pie[3 serie @ 8-10RM]
jueves	Descanso	
viernes	Full Body	Banco plano con mancuernas [3 serie @ 8-10RM] Press militar mancuernas[3 serie @ 8-10RM] Remo en polea baja [3 serie @ 8-10RM] Curl de bíceps con mancuernas [3 serie @ 8-10RM] Pull Down [3 serie @ 8-10RM] Leg curl [3 serie @ 8-10RM] Leg extension [3 serie @ 8-10RM] Crunch [3 serie @ 8-10RM] Elevaciones de pantorrillas de pie[3 serie @ 8-10RM]
sábado	Descanso	Actividad aeróbica
domingo	Descanso	

Fase de adaptación. Sección 2. Semana 8
Esfuerzo percibido igual a 7, aumentar el peso después de cada serie, el último hasta la falla muscular

DÍA	MÚSCULOS	EJERCICIOS
lunes	Full Body	Banco plano con mancuernas [3 serie @ 15-20RM] Press militar mancuernas[3 serie @ 15-20RM] Remo en polea baja [3 serie @ 15-20RM] Curl de bíceps con mancuernas [3 serie @ 15-20RM] Pull Down [3 serie @ 15-20RM] Leg curl [3 serie @ 15-20RM] Leg extension [3 serie @ 15-20RM] Crunch [3 serie @ 15-20RM] Elevaciones de pantorrillas de pie[3 serie @ 15-20RM]
martes	Descanso	
miércoles	Full Body	Banco plano con mancuernas [3 serie @ 15-20RM] Press militar mancuernas[3 serie @ 15-20RM] Remo en polea baja [3 serie @ 15-20RM] Curl de bíceps con mancuernas [3 serie @ 15-20RM] Pull Down [3 serie @ 15-20RM] Leg curl [3 serie @ 15-20RM] Leg extension [3 serie @ 15-20RM] Crunch [3 serie @ 15-20RM] Elevaciones de pantorrillas de pie[3 serie @ 15-20RM]
jueves	Descanso	
viernes	Full Body	Banco plano con mancuernas [3 serie @ 15-20RM] Press militar mancuernas[3 serie @ 15-20RM] Remo en polea baja [3 serie @ 15-20RM] Curl de bíceps con mancuernas [3 serie @ 15-20RM] Pull Down [3 serie @ 15-20RM] Leg curl [3 serie @ 15-20RM] Leg extension [3 serie @ 15-20RM] Crunch [3 serie @ 15-20RM] Elevaciones de pantorrillas de pie[3 serie @ 15-20RM]
sábado	Descanso	Actividad aeróbica
domingo	Descanso	

Fase de fuerza (8 semanas)

Esta fase también se divide en dos mesociclos de cuatro semanas cada uno, en los que entrenas con cargas elevadas y con pocas repeticiones, los descansos entre una serie y la siguiente se alargan hasta 2-3 minutos.

En el primer mesociclo entrenas tres días a la semana en *Full boby*, en el segundo al menos cuatro pero con *Split routine*.

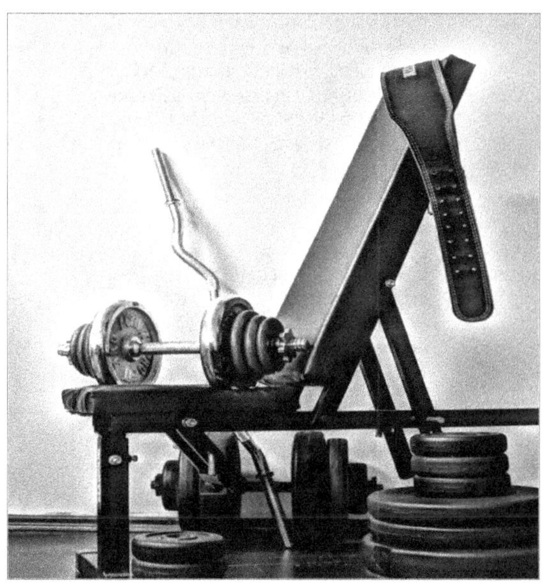

Fase de fuerza. Sección 1. Semana 1
Esfuerzo percibido igual a 8, aumentar el peso después de cada serie, el último hasta la falla muscular

DÍA	MÚSCULOS	EJERCICIOS
lunes	Full Body	Press plano [3 serie @ 5-6 RM] Press militar [3 serie @ 15-6 RM] Remo en polea baja [3 serie @ 5-6 RM] Curl de bíceps con mancuernas [3 serie @ 5-6 RM] Pull Down [3 serie @ 5-6 RM] Leg curl [3 serie @ 5-6 RM] Squat [3 serie @ 5-6 RM] Crunch [3 serie @ 15-20RM]
martes	Descanso	
miércoles	Full Body	Press plano [3 serie @ 5-6 RM] Press militar [3 serie @ 15-6 RM] Remo en polea baja [3 serie @ 5-6 RM] Curl de bíceps con mancuernas [3 serie @ 5-6 RM] Pull Down [3 serie @ 5-6 RM] Leg curl [3 serie @ 5-6 RM] Squat [3 serie @ 5-6 RM] Crunch [3 serie @ 15-20RM]
jueves	Descanso	
viernes	Full Body	Press plano [3 serie @ 5-6 RM] Press militar [3 serie @ 15-6 RM] Remo en polea baja [3 serie @ 5-6 RM] Curl de bíceps con mancuernas [3 serie @ 5-6 RM] Pull Down [3 serie @ 5-6 RM] Leg curl [3 serie @ 5-6 RM] Squat [3 serie @ 5-6 RM] Crunch [3 serie @ 15-20RM]
sábado	Descanso	Actividad aeróbica
domingo	Descanso	

Fase de fuerza. Sección 1. Semana 2
Esfuerzo percibido igual a 8, aumentar el peso después de cada serie, el último hasta la falla muscular

DÍA	MÚSCULOS	EJERCICIOS
lunes	Full Body	Press plano [3 serie @ 3-5 RM] Press militar [3 serie @ 3-5 RM] Remo en polea baja [3 serie @ 3-5 RM] Curl de bíceps con mancuernas [3 serie @ 3-5 RM] Pull Down [3 serie @ 3-5 RM] Leg curl [3 serie @ 3-5 RM] Squat [3 serie @ 3-5 RM] Crunch [3 serie @ 15-20RM]
martes	Descanso	
miércoles	Full Body	Press plano [3 serie @ 3-5 RM] Press militar [3 serie @ 3-5 RM] Remo en polea baja [3 serie @ 3-5 RM] Curl de bíceps con mancuernas [3 serie @ 3-5 RM] Pull Down [3 serie @ 3-5 RM] Leg curl [3 serie @ 3-5 RM] Squat [3 serie @ 3-5 RM] Crunch [3 serie @ 15-20RM]
jueves	Descanso	
viernes	Full Body	Press plano [3 serie @ 3-5 RM] Press militar [3 serie @ 3-5 RM] Remo en polea baja [3 serie @ 3-5 RM] Curl de bíceps con mancuernas [3 serie @ 3-5 RM] Pull Down [3 serie @ 3-5 RM] Leg curl [3 serie @ 3-5 RM] Squat [3 serie @ 3-5 RM] Crunch [3 serie @ 15-20RM]
sábado	Descanso	Actividad aeróbica
domingo	Descanso	

Fase de fuerza. Sección 1. Semana 3

Esfuerzo percibido igual a 8, aumentar el peso después de cada serie, el último hasta la falla muscular

DÍA	MÚSCULOS	EJERCICIOS
lunes	Full Body	Press plano [3 serie @ 1-3 RM] Press militar [3 serie @ 1-3 RM] Remo en polea baja [3 serie @ 1-3 RM] Curl de bíceps con mancuernas [3 serie @ 1-3 RM] Pull Down [3 serie @ 1-3 RM] Leg curl [3 serie @ 1-3 RM] Squat [3 serie @ 1-3 RM] Crunch [3 serie @ 15-20RM]
martes	Descanso	
miércoles	Full Body	Press plano [3 serie @ 1-3 RM] Press militar [3 serie @ 1-3 RM] Remo en polea baja [3 serie @ 1-3 RM] Curl de bíceps con mancuernas [3 serie @ 1-3 RM] Pull Down [3 serie @ 1-3 RM] Leg curl [3 serie @ 1-3 RM] Squat [3 serie @ 1-3 RM] Crunch [3 serie @ 15-20RM]
jueves	Descanso	
viernes	Full Body	Press plano [3 serie @ 1-3 RM] Press militar [3 serie @ 1-3 RM] Remo en polea baja [3 serie @ 1-3 RM] Curl de bíceps con mancuernas [3 serie @ 1-3 RM] Pull Down [3 serie @ 1-3 RM] Leg curl [3 serie @ 1-3 RM] Squat [3 serie @ 1-3 RM] Crunch [3 serie @ 15-20RM]
sábado	Descanso	Actividad aeróbica
domingo	Descanso	

Fase de fuerza. Sección 1. Semana 4

Esfuerzo percibido igual a 7, aumentar el peso después de cada serie, el último hasta la falla muscular

DÍA	MÚSCULOS	EJERCICIOS
lunes	Full Body	Press plano [3 serie @ 10-12 RM] Press militar [3 serie @ 10-12 RM] Remo en polea baja [3 serie @ 10-12 RM] Curl de bíceps con mancuernas [3 serie @ 10-12 RM] Pull Down [3 serie @ 10-12 RM] Leg curl [3 serie @ 10-12 RM] Squat [3 serie @ 10-12 RM] Crunch [3 serie @ 15-20RM]
martes	Descanso	
miércoles	Full Body	Press plano [3 serie @ 10-12 RM] Press militar [3 serie @ 10-12 RM] Remo en polea baja [3 serie @ 10-12 RM] Curl de bíceps con mancuernas [3 serie @ 10-12 RM] Pull Down [3 serie @ 10-12 RM] Leg curl [3 serie @ 10-12 RM] Squat [3 serie @ 10-12 RM] Crunch [3 serie @ 15-20RM]
jueves	Descanso	
viernes	Full Body	Press plano [3 serie @ 10-12 RM] Press militar [3 serie @ 10-12 RM] Remo en polea baja [3 serie @ 10-12 RM] Curl de bíceps con mancuernas [3 serie @ 10-12 RM] Pull Down [3 serie @ 10-12 RM] Leg curl [3 serie @ 10-12 RM] Squat [3 serie @ 10-12 RM] Crunch [3 serie @ 15-20RM]
sábado	Descanso	Actividad aeróbica
domingo	Descanso	

Fase de fuerza. Sección 2. Semana 5
Esfuerzo percibido igual a 7, aumentar el peso después de cada serie, el último hasta la falla muscular

DÍA	MÚSCULOS	EJERCICIOS
lunes	Parte alta	Press plano [3 serie @ 6-8 RM] Press militar [3 serie @ 6-8 RM] Aberturas con mancuernas [3 serie @ 6-8 RM] Lat machine [3 serie @ 6-8 RM] Curl de bíceps con mancuernas [3 serie @ 6-8 RM] Pull Down [3 serie @ 6-8 RM]
martes	Parte inferior	Leg curl [3 serie @ 6-8 RM] Squat [3 serie @ 6-8 RM] Calf raise [3 serie @ 6-8 RM] Crunch [3 serie @ 15-20RM]
miércoles	Descanso	
jueves	Parte alta	Press plano [3 serie @ 6-8 RM] Press militar [3 serie @ 6-8 RM] elevaciones laterales con mancuernas [3 serie @ 6-8 RM] Lat machine [3 serie @ 6-8 RM] Curl de bíceps con mancuernas [3 serie @ 6-8 RM] Pull Down [3 serie @ 6-8 RM]
viernes	Parte inferior	Leg curl [3 serie @ 6-8 RM] Squat [3 serie @ 6-8 RM] Calf raise [3 serie @ 6-8 RM] Crunch [3 serie @ 15-20RM]
sábado	Descanso	Actividad aeróbica
domingo	Descanso	

Fase de fuerza. Sección 2. Semana 6
Esfuerzo percibido igual a 8 aumentar el peso después de cada serie, el último hasta la falla muscular

DÍA	MÚSCULOS	EJERCICIOS
lunes	Parte alta	Press plano [3 serie @ 3-5 RM] Press militar [3 serie @ 3-5 RM] Aberturas con mancuernas [3 serie @3-5 RM] Lat machine [3 serie @ 3-5 RM] Curl de bíceps con mancuernas [3 serie @3-5 RM] Pull Down [3 serie @ 3-5 RM]
martes	Parte inferior	Leg curl [3 serie @ 3-5 RM] Squat [3 serie @ 3-5 RM] Calf raise [3 serie @ 3-5 RM] Crunch [3 serie @ 15-20RM]
miércoles	Descanso	
jueves	Parte alta	Press plano [3 serie @ 3-5 RM] Press militar [3 serie @ 3-5 RM] elevaciones laterales con mancuernas [3 serie @3-5 RM] Lat machine [3 serie @ 3-5 RM] Curl de bíceps con mancuernas [3 serie @ 3-5 RM] Pull Down [3 serie @ 3-5 RM]
viernes	Parte inferior	Leg curl [3 serie @ 3-5 RM] Squat [3 serie @ 3-5 RM] Calf raise [3 serie @ 3-5 RM] Crunch [3 serie @ 15-20RM]
sábado	Descanso	Actividad aeróbica
domingo	Descanso	

Fase de fuerza. Sección 2. Semana 7
Esfuerzo percibido igual a 9, aumentar el peso después de cada serie, el último hasta la falla muscular

DÍA	MÚSCULOS	EJERCICIOS
lunes	Parte alta	Press plano [3 serie @ 2-3 RM] Press militar [3 serie @ 2-3 RM] Aberturas con mancuernas [3 serie @2-3 RM] Lat machine [3 serie @ 2-3 RM] Curl de bíceps con mancuernas [3 serie@2-3RM] Pull Down [3 serie @ 2-3 RM]
martes	Parte inferior	Leg curl [3 serie @ 2-3 RM] Squat [3 serie @ 2-3 RM] Calf raise [3 serie @ 2-3 RM] Crunch [3 serie @ 15-20RM]
miércoles	Descanso	
jueves	Parte alta	Press plano [3 serie @ 2-3 RM] Press militar [3 serie @ 2-3 RM] elevaciones laterales con mancuernas [3 serie @2-3RM] Lat machine [3 serie @ 2-3 RM] Curl de bíceps con mancuernas [3 serie@2-3RM] Pull Down [3 serie @ 2-3 RM]
viernes	Parte inferior	Leg curl [3 serie @ 2-3 RM] Squat [3 serie @ 2-3 RM] Calf raise [3 serie @ 2-3 RM] Crunch [3 serie @ 15-20RM]
sábado	Descanso	Actividad aeróbica
domingo	Descanso	

Fase de fuerza. Sección 2. Semana 8

Esfuerzo percibido igual a 7, aumentar el peso después de cada serie, el último hasta la falla muscular

DÍA	MÚSCULOS	EJERCICIOS
lunes	Parte alta	Press plano [3 serie @ 10-12 RM] Press militar [3 serie @ 10-12 RM] Aberturas con mancuernas [3 serie @ 10-12RM] Lat machine [3 serie @ 10-12 RM] Curl de bíceps con mancuernas [3 serie @ 10-12 RM] Spinte in basso cavo [3 serie @ 10-12 RM]
martes	Parte inferior	Leg curl [3 serie @ 10-12 RM] Squat [3 serie @ 10-12 RM] Calf raise [3 serie @ 10-12 RM] Crunch [3 serie @ 15-20RM]
miércoles	Descanso	
jueves	Parte alta	Press plano [3 serie @ 10-12 RM] Press militar [3 serie @ 10-12 RM] Aberturas con mancuernas [3 serie @ 10-12 RM] Lat machine [3 serie @ 10-12 RM] Curl de bíceps con mancuernas [3 serie @ 10-12 RM] Spinte in basso cavo [3 serie @ 10-12 RM]
viernes	Parte inferior	Leg curl [3 serie @ 10-12 RM] Squat [3 serie @ 10-12 RM] Calf raise [3 serie @ 10-12 RM] Crunch [3 serie @ 15-20RM]
sábado	Descanso	Actividad aeróbica
domingo	Descanso	

Fase de recuperación (4 semanas)

En este mesociclo aumentamos las repeticiones disminuyendo las cargas máximas utilizadas, esto le da tiempo al cuerpo para recuperarse luego de la fase de fuerza, que fue un período de trabajo intenso. Al mismo tiempo, reducimos el tiempo de recuperación entre una serie y otra para aumentar el trabajo metabólico. Este procedimiento también se puede utilizar en protocolos de definición o pérdida de peso en combinación con una dieta hipocalórica.

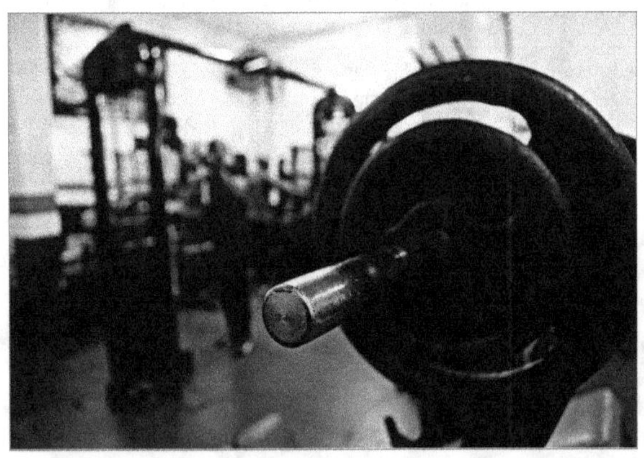

Fase recupero. Semana 1
Esfuerzo percibido igual a 6-7, Descanso 30-45" tra i set

DÍA	MÚSCULOS	EJERCICIOS
lunes	Full Body	Banco plano con mancuernas [3 serie @ 15-20RM] Press militar mancuernas[3 serie @ 15-20RM] Remo en polea baja [3 serie @ 15-20RM] Curl de bíceps con mancuernas [3 serie @ 15-20RM] Pull Down [3 serie @ 15-20RM] Leg curl [3 serie @ 15-20RM] Leg extension [3 serie @ 15-20RM] Crunch [3 serie @ 15-20RM] Elevaciones de pantorrillas de pie[3 serie @ 15-20RM]
martes	Descanso	
miércoles	Full Body	Aberturas con mancuernas [3 serie @ 10-12RM] Elevaciones laterales [3 serie @ 110-12RM] Remo en polea baja [3 serie @ 10-12RM] Curl de bíceps con mancuernas [3 serie @ 10-12RM] Pull Down [3 serie @ 10-12RM] Leg curl [3 serie @ 10-12RM] Leg extension [3 serie @ 10-12RM] Crunch [3 serie @ 10-12RM] Elevaciones de pantorrillas de pie[3 serie @ 10-12RM]
jueves	Descanso	
viernes	Full Body	Banco plano con mancuernas [3 serie @ 15-20RM] Press militar mancuernas[3 serie @ 15-20RM] Remo en polea baja [3 serie @ 15-20RM] Curl de bíceps con mancuernas [3 serie @ 15-20RM] Pull Down [3 serie @ 15-20RM] Leg curl [3 serie @ 15-20RM] Leg extension [3 serie @ 15-20RM] Crunch [3 serie @ 15-20RM] Elevaciones de pantorrillas de pie[3 serie @ 15-20RM]
sábado	Descanso	
domingo	Descanso	

Fase recupero. Semana 2
Esfuerzo percibido igual a 6-7, Descanso 30-45" tra i set

DÍA	MÚSCULOS	EJERCICIOS
lunes	Full Body	Banco plano con mancuernas [3 serie @ 15-20RM] Press militar mancuernas[3 serie @ 15-20RM] Trazioni lat machine [3 serie @ 15-20RM] Curl de bíceps con mancuernas [3 serie @ 15-20RM] Spinte in basso cavo [3 serie @ 15-20RM] Leg curl [3 serie @ 15-20RM] Leg press [3 serie @ 15-20RM] Crunch [3 serie @ 15-20RM] Elevaciones de pantorrillas de pie[3 serie @ 15-20RM]
martes	Descanso	
miércoles	Full Body	Aberturas con mancuernas [3 serie @ 10-12RM] Elevaciones laterales [3 serie @ 110-12RM] Remo en polea baja [3 serie @ 10-12RM] Curl de bíceps con mancuernas [3 serie @ 10-12RM] Pull Down [3 serie @ 10-12RM] Leg curl [3 serie @ 10-12RM] Leg extension [3 serie @ 10-12RM] Crunch [3 serie @ 10-12RM] Elevaciones de pantorrillas de pie[3 serie @ 10-12RM]
jueves	Descanso	
viernes	Full Body	Banco plano con mancuernas [3 serie @ 15-20RM] Press militar mancuernas[3 serie @ 15-20RM] Trazioni lat machine [3 serie @ 15-20RM] Curl de bíceps con mancuernas [3 serie @ 15-20RM] Spinte in basso cavo [3 serie @ 15-20RM] Leg curl [3 serie @ 15-20RM] Leg press [3 serie @ 15-20RM] Crunch [3 serie @ 15-20RM] Elevaciones de pantorrillas de pie[3 serie @ 15-20RM]
sábado	Descanso	
domingo	Descanso	

Fase recupero. Semana 3
Esfuerzo percibido igual a 6-7, Descanso 30-45'' tra i set

DÍA	MÚSCULOS	EJERCICIOS
lunes	Full Body	Banco plano con mancuernas [3 serie @ 15-20RM] Press militar mancuernas[3 serie @ 15-20RM] Remo en polea baja [3 serie @ 15-20RM] Curl de bíceps con mancuernas [3 serie @ 15-20RM] Pull Down [3 serie @ 15-20RM] Leg curl [3 serie @ 15-20RM] Leg extension [3 serie @ 15-20RM] Crunch [3 serie @ 15-20RM] Elevaciones de pantorrillas de pie[3 serie @ 15-20RM]
martes	Descanso	
miércoles	Full Body	Aberturas con mancuernas [3 serie @ 10-12RM] Elevaciones laterales [3 serie @ 110-12RM] Remo en polea baja [3 serie @ 10-12RM] Curl de bíceps con mancuernas [3 serie @ 10-12RM] Pull Down [3 serie @ 10-12RM] Leg curl [3 serie @ 10-12RM] Leg extension [3 serie @ 10-12RM] Crunch [3 serie @ 10-12RM] Elevaciones de pantorrillas de pie[3 serie @ 10-12RM]
jueves	Descanso	
viernes	Full Body	Banco plano con mancuernas [3 serie @ 15-20RM] Press militar mancuernas[3 serie @ 15-20RM] Remo en polea baja [3 serie @ 15-20RM] Curl de bíceps con mancuernas [3 serie @ 15-20RM] Pull Down [3 serie @ 15-20RM] Leg curl [3 serie @ 15-20RM] Leg extension [3 serie @ 15-20RM] Crunch [3 serie @ 15-20RM] Elevaciones de pantorrillas de pie[3 serie @ 15-20RM]
sábado	Descanso	
domingo	Descanso	

Fase recupero. Semana 4.
Esfuerzo percibido igual a 6-7, Descanso 30-45'' tra i set

DÍA	MÚSCULOS	EJERCICIOS
lunes	Full Body	Banco plano con mancuernas [3 serie @ 15-20RM] Press militar mancuernas[3 serie @ 15-20RM] Trazioni lat machine [3 serie @ 15-20RM] Curl de bíceps con mancuernas [3 serie @ 15-20RM] Spinte in basso cavo [3 serie @ 15-20RM] Leg curl [3 serie @ 15-20RM] Leg press [3 serie @ 15-20RM] Crunch [3 serie @ 15-20RM] Elevaciones de pantorrillas de pie[3 serie @ 15-20RM]
martes	Descanso	
miércoles	Full Body	Aberturas con mancuernas [3 serie @ 15-20RM] Elevaciones laterales [3 serie @ 15-20RM] Remo en polea baja [3 serie @ 15-20RM] Curl de bíceps con mancuernas [3 serie @ 15-20RM] Pull Down [3 serie @ 15-20RM] Leg curl [3 serie @ 15-20RM] Leg extension [3 serie @ 15-20RM] Crunch [3 serie @ 15-20RM] Elevaciones de pantorrillas de pie[3 serie @ 15-20RM]
jueves	Descanso	
viernes	Full Body	Banco plano con mancuernas [3 serie @ 15-20RM] Press militar mancuernas[3 serie @ 15-20RM] Trazioni lat machine [3 serie @ 15-20RM] Curl de bíceps con mancuernas [3 serie @ 15-20RM] Spinte in basso cavo [3 serie @ 15-20RM] Leg curl [3 serie @ 15-20RM] Leg press [3 serie @ 15-20RM] Crunch [3 serie @ 15-20RM] Elevaciones de pantorrillas de pie[3 serie @ 15-20RM]
sábado	Descanso	
domingo	Descanso	

Fase ipertrofia (12 settimane)

En esta fase buscaremos el máximo desarrollo muscular, lo que permitirá una mejor absorción de nutrientes y una mejor composición corporal.

Se divide en tres mesociclos de cuatro semanas.

Se utilizarán cargas medio-altas que permitan de 6 a 12 repeticiones; los robos entre sets serán de 60 a 90 segundos.

Las repeticiones deben realizarse siempre con pleno control del movimiento.

El primer mesociclo está en *full body* durante tres días.

El segundo y tercer mesociclos se basan en una *split routine* de 5 días.

Las cargas se irán incrementando después de cada semana, a excepción de la última semana de cada mesociclo, que se descargará para permitir una adecuada recuperación sin perder tono muscular.

Fase de hipertrofia. Mesociclo 1. Semana 1

DÍA	MÚSCULOS	EJERCICIOS
lunes	Full Body	Banco plano con mancuernas [3 serie @ 10-12RM] Press militar mancuernas[3 serie @ 10-12RM] Remo en polea baja [3 serie @ 10-12RM] Curl de bíceps con mancuernas [3 serie @ 10-12RM] Pull Down [3 serie @ 10-12RM] Leg curl [3 serie @ 10-12RM] Leg extension [3 serie @ 10-12RM] Crunch [3 serie @ 10-12RM] Elevaciones de pantorrillas de pie[3 serie @ 10-12RM]
martes	Descanso	
miércoles	Full Body	Aberturas con mancuernas [3 serie @ 10-12RM] elevaciones laterales con mancuernas [3 serie@10-12RM] Trazioni Lat machine [3 serie @ 10-12RM] Curl de bíceps con mancuernas [3 serie @ 10-12RM] Pull Down [3 serie @ 10-12RM] Leg curl [3 serie @ 10-12RM] Leg extension [3 serie @ 10-12RM] Crunch [3 serie @ 10-12RM] Elevaciones de pantorrillas de pie[3 serie @ 10-12RM]
jueves	Descanso	
viernes	Full Body	Banco plano con mancuernas [3 serie @ 10-12RM] Press militar mancuernas[3 serie @ 10-12RM] Remo en polea baja [3 serie @ 10-12RM] Curl de bíceps con mancuernas [3 serie @ 10-12RM] Pull Down [3 serie @ 10-12RM] Leg curl [3 serie @ 10-12RM] Leg extension [3 serie @ 10-12RM] Crunch [3 serie @ 10-12RM] Elevaciones de pantorrillas de pie[3 serie @ 10-12RM]
sábado	Descanso	Actividad aeróbica
domingo	Descanso	

Fase de hipertrofia. Mesociclo 1. Semana 2

DÍA	MÚSCULOS	EJERCICIOS
lunes	Full Body	Banco plano con mancuernas [3 serie @ 8-10RM] Press militar mancuernas[3 serie @ 1 8-10RM] Remo en polea baja [3 serie @ 8-10RM] Curl de bíceps con mancuernas [3 serie @ 8-10RM] Pull Down [3 serie @ 8-10RM] Leg curl [3 serie @ 8-10RM] Leg extension [3 serie @ 8-10RM] Crunch [3 serie @ 8-10RM] Elevaciones de pantorrillas de pie[3 serie @ 8-10RM]
martes	Descanso	
miércoles	Full Body	Aberturas con mancuernas [3 serie @ 8-10RM] elevaciones laterales con mancuernas [3 serie @ 8-10RM] Trazioni Lat machine [3 serie @ 8-10RM] Curl de bíceps con mancuernas [3 serie @ 8-10RM] Pull Down [3 serie @ 8-10RM] Leg curl [3 serie @ 8-10RM] Leg extension [3 serie @ 8-10RM] Crunch [3 serie @ 8-10RM] Elevaciones de pantorrillas de pie[3 serie @ 8-10RM]
jueves	Descanso	
viernes	Full Body	Banco plano con mancuernas [3 serie @ 8-10RM] Press militar mancuernas[3 serie @ 1 8-10RM] Remo en polea baja [3 serie @ 8-10RM] Curl de bíceps con mancuernas [3 serie @ 8-10RM] Pull Down [3 serie @ 8-10RM] Leg curl [3 serie @ 8-10RM] Leg extension [3 serie @ 8-10RM] Crunch [3 serie @ 8-10RM] Elevaciones de pantorrillas de pie[3 serie @ 8-10RM]
sábado	Descanso	Actividad aeróbica
domingo	Descanso	

Fase de hipertrofia. Mesociclo 1. Semana 3

Las cargas se incrementan e si riducano le ripetizioni, sempre con il massimo controllo del movimento. Recupero tra un set e l'altro di 60''.

DÍA	MÚSCULOS	EJERCICIOS
lunes	Full Body	Banco plano con mancuernas [3 serie @ 6-8RM] Press militar mancuernas[3 serie @ 6-8RM] Remo en polea baja [3 serie @ 6-8RM] Curl de bíceps con mancuernas [3 serie @ 6-8 RM] Pull Down [3 serie @ 6-8RM] Leg curl [3 serie @ 6-8RM] Leg extension [3 serie @ 6-8RM] Crunch [3 serie @ 6-8RM] Elevaciones de pantorrillas de pie[3 serie @ 6-8RM]
martes	Descanso	
miércoles	Full Body	Aberturas con mancuernas [3 serie @ 6-8RM] elevaciones laterales con mancuernas [3 serie @ 6-8RM] Trazioni Lat machine [3 serie @ 6-8RM] Curl de bíceps con mancuernas [3 serie @ 6-8RM] Pull Down [3 serie @ 6-8RM] Leg curl [3 serie @ 6-8RM] Leg extension [3 serie @ 6-8RM] Crunch [3 serie @ 6-8RM] Elevaciones de pantorrillas de pie[3 serie @ 6-8RM]
jueves	Descanso	
viernes	Full Body	Banco plano con mancuernas [3 serie @ 6-8RM] Press militar mancuernas[3 serie @ 6-8RM] Remo en polea baja [3 serie @ 6-8RM] Curl de bíceps con mancuernas [3 serie @ 6-8 RM] Pull Down [3 serie @ 6-8RM] Leg curl [3 serie @ 6-8RM] Leg extension [3 serie @ 6-8RM] Crunch [3 serie @ 6-8RM] Elevaciones de pantorrillas de pie[3 serie @ 6-8RM]
sábado	Descanso	Actividad aeróbica
domingo	Descanso	

Fase de hipertrofia. Mesociclo 1. Semana 4
Semana di scarico prima del nuovo mesociclo, diminuire i carichi e aumentare le ripetizioni, Descanso 45-60"

DÍA	MÚSCULOS	EJERCICIOS
lunes	Full Body	Banco plano con mancuernas [3 serie @ 10-12RM] Press militar mancuernas[3 serie @ 10-12RM] Remo en polea baja [3 serie @ 10-12RM] Curl de bíceps con mancuernas [3 serie @ 10-12RM] Pull Down [3 serie @ 10-12RM] Leg curl [3 serie @ 10-12RM] Leg extension [3 serie @ 10-12RM] Crunch [3 serie @ 10-12RM] Elevaciones de pantorrillas de pie[3 serie @ 10-12RM]
martes	Descanso	
miércoles	Full Body	Aberturas con mancuernas [3 serie @ 10-12RM] elevaciones laterales con mancuernas [3 serie @ 10-12RM] Trazioni Lat machine [3 serie @ 10-12RM] Curl de bíceps con mancuernas [3 serie @ 10-12RM] Pull Down [3 serie @ 10-12RM] Leg curl [3 serie @ 10-12RM] Leg extension [3 serie @ 10-12RM] Crunch [3 serie @ 10-12RM] Elevaciones de pantorrillas de pie[3 serie @ 10-12RM]
jueves	Descanso	
viernes	Full Body	Banco plano con mancuernas [3 serie @ 10-12RM] Press militar mancuernas[3 serie @ 10-12RM] Remo en polea baja [3 serie @ 10-12RM] Curl de bíceps con mancuernas [3 serie @ 10-12RM] Pull Down [3 serie @ 10-12RM] Leg curl [3 serie @ 10-12RM] Leg extension [3 serie @ 10-12RM] Crunch [3 serie @ 10-12RM] Elevaciones de pantorrillas de pie[3 serie @ 10-12RM]
sábado	Descanso	Actividad aeróbica
domingo	Descanso	

Fase de hipertrofia. Mesociclo 2. Semana 5.

DÍA	MÚSCULOS	EJERCICIOS
lunes	Pectorales, espalda, piernas, abdomen	Banco plano con mancuernas [4 serie @ 10-12RM] Aberturas con mancuernas [4 serie @ 10-12RM] Remo en polea baja [4 serie @ 10-12RM] Leg curl [4 serie @ 10-12RM] Crunch [4 serie @ 10-12RM]
martes	Hombros, piernas, abdomen	Press militar [4 serie @ 10-12RM] Elevaciones laterales [4 serie @ 10-12RM] Elevaciones posteriores [4 serie @ 10-12RM] Leg extension [4 serie @ 10-12RM] Leg Press [4 serie @ 10-12RM] Elevaciones de pantorrillas de pie[4 serie @ 10-12RM] Crunch [4 serie @ 10-12RM]
miércoles	Brazos, abdomen	Curl de bíceps con mancuernas [3 serie @ 10-12RM] Pull Down [3 serie @ 10-12RM] Crunch [4 serie @ 10-12RM]
jueves	Pectorales, espalda, piernas, abdomen	Banco plano con mancuernas [4 serie @ 10-12RM] Aberturas con mancuernas [4 serie @ 10-12RM] Trazioni alla Lat Machine [4 serie @ 10-12RM] Leg curl [4 serie @ 10-12RM] Crunch [4 serie @ 10-12RM]
viernes	Hombros, piernas, abdomen	Press militar [4 serie @ 10-12RM] Elevaciones laterales [4 serie @ 10-12RM] Elevaciones posteriores [4 serie @ 10-12RM] Leg extension [4 serie @ 10-12RM] Leg Press [4 serie @ 10-12RM] Elevaciones de pantorrillas de pie[4 serie @ 10-12RM] Crunch [4 serie @ 10-12RM]
sábado	Descanso	Actividad aeróbica
domingo	Descanso	

Fase de hipertrofia. Mesociclo 2. Semana 6.
Las cargas se incrementan, Descanso 60-90"

DÍA	MÚSCULOS	EJERCICIOS
lunes	Pectorales, espalda, piernas, abdomen	Banco plano con mancuernas [4 serie @ 8-10RM] Aberturas con mancuernas [4 serie @ 8-10RM] Remo en polea baja [4 serie @ 8-10RM] Leg curl [4 serie @ 8-10RM] Crunch [4 serie @ 15-20RM]
martes	Hombros, piernas, abdomen	Press militar [4 serie @ 8-10RM] Elevaciones laterales [4 serie @ 8-10RM] Elevaciones posteriores [4 serie @ 8-10RM] Leg extension [4 serie @ 8-10RM] Leg Press [4 serie @ 8-10RM] Elevaciones de pantorrillas de pie[4 serie @ 8-10RM] Crunch [4 serie @ 15-20RM]
miércoles	Brazos, abdomen	Curl de bíceps con mancuernas [4 serie @ 8-10RM] Pull Down [4 serie @ 8-10RM] Crunch [4 serie @ 8-10RM]
jueves	Pectorales, espalda, piernas, abdomen	Banco plano con mancuernas [4 serie @ 8-10RM] Aberturas con mancuernas [4 serie @ 8-10RM] Trazioni alla Lat Machine [4 serie @ 8-10RM] Leg curl [4 serie @ 8-10RM] Crunch [4 serie @ 15-20RM]
viernes	Hombros, piernas, abdomen	Press militar [4 serie @ 8-10RM] Elevaciones laterales [4 serie @ 8-10RM] Elevaciones posteriores [4 serie @ 8-10RM] Leg extension [4 serie @ 8-10RM] Leg Press [4 serie @ 8-10RM] Elevaciones de pantorrillas de pie[4 serie @ 8-10RM] Crunch [4 serie @ 15-20RM]
sábado	Descanso	Actividad aeróbica
domingo	Descanso	

Fase de hipertrofia. Mesociclo 2. Semana 7.
El número de series se incrementa con una carga media-alta,
Descanso di 60-90" entre series

DÍA	MÚSCULOS	EJERCICIOS
lunes	Pectorales, espalda, piernas, abdomen	Banco plano con mancuernas [5 serie @ 8-10 RM] Aberturas con mancuernas [5 serie @ 8-10 RM] Remo en polea baja [5 serie @ 8-10 RM] Leg curl [5 serie @ 8-10 RM] Crunch [4 serie @ 15-20 RM]
martes	Hombros, piernas, abdomen	Press militar [5 serie @ 8-10 RM] Elevaciones laterales [5 serie @ 8-10 RM] Elevaciones posteriores [5 serie @ 8-10 RM] Leg extension [5 serie @ 8-10 RM] Leg Press [4 serie @ 8-10RM] Elevaciones de pantorrillas de pie[5 serie @ 8-10 RM] Crunch [4 serie @ 15-20RM]
miércoles	Brazos, abdomen	Curl de bíceps con mancuernas [5 serie @ 8-10RM] Pull Down [5 serie @ 8-10RM] Crunch [4 serie @ 15-20RM]
jueves	Pectorales, espalda, piernas, abdomen	Banco plano con mancuernas [5 serie @ 8-10 RM] Aberturas con mancuernas [5 serie @ 8-10 RM] Trazioni alla Lat Machine [5 serie @ 8-10 RM] Leg curl [5 serie @ 8-10 RM] Crunch [4 serie @ 15-20 RM]
viernes	Hombros, piernas, abdomen	Press militar [5 serie @ 8-10 RM] Elevaciones laterales [5 serie @ 8-10 RM] Elevaciones posteriores [5 serie @ 8-10 RM] Leg extension [5 serie @ 8-10 RM] Leg Press [4 serie @ 8-10RM] Elevaciones de pantorrillas de pie[5 serie @ 8-10 RM] Crunch [4 serie @ 15-20RM]
sábado	Descanso	Actividad aeróbica
domingo	Descanso	

Fase de hipertrofia. Mesociclo 2. Semana 8.
Semana descargar, bajar las cargas, aumentar las repeticiones, llevar la recuperación entre una serie y otra a 45-60''

DÍA	MÚSCULOS	EJERCICIOS
lunes	Pectorales, espalda, piernas, abdomen	Banco plano con mancuernas [4 serie @ 15-20RM] Aberturas con mancuernas [4 serie @ 15-20RM] Remo en polea baja [4 serie @ 15-20RM] Leg curl [4 serie @ 15-20RM] Crunch [4 serie @ 15-20RM]
martes	Hombros, piernas, abdomen	Press militar [4 serie @ 15-20RM] Elevaciones laterales [4 serie @ 15-20RM] Elevaciones posteriores [4 serie @ 15-20RM] Leg extension [4 serie @ 15-20RM] Leg Press [4 serie @ 15-20RM] Elevaciones de pantorrillas de pie[4 serie @ 15-20RM] Crunch [4 serie @ 15-20RM]
miércoles	Brazos, abdomen	Curl de bíceps con mancuernas [3 serie @ 15-20RM] Pull Down [3 serie @ 15-20RM] Crunch [4 serie @ 15-20RM]
jueves	Pectorales, espalda, piernas, abdomen	Banco plano con mancuernas [4 serie @ 15-20RM] Aberturas con mancuernas [4 serie @ 15-20RM] Trazioni alla Lat Machine [4 serie @ 15-20RM] Leg curl [4 serie @ 15-20RM] Crunch [4 serie @ 15-20RM]
viernes	Hombros, piernas, abdomen	Press militar [4 serie @ 15-20RM] Elevaciones laterales [4 serie @ 15-20RM] Elevaciones posteriores [4 serie @ 15-20RM] Leg extension [4 serie @ 15-20RM] Leg Press [4 serie @ 15-20RM] Elevaciones de pantorrillas de pie[4 serie @ 15-20RM] Crunch [4 serie @ 15-20RM]
sábado	Descanso	Actividad aeróbica
domingo	Descanso	

Fase de hipertrofia. Mesociclo 3. Semana 9.
Las técnicas de superconjunto y triset se utilizan para golpear el mismo distrito muscular, carga media-alta. Descanso di 60-90'' entre series

DÍA	MÚSCULOS	EJERCICIOS
lunes	Pectorales, espalda, piernas, abdomen	Banco plano con mancuernas [4 serie @ 8-10 RM] superset con Aberturas con mancuernas [4 serie @ 8-10 RM] Remo en polea baja [4 serie @ 8-10 RM] Leg curl [4 serie @ 8-10 RM] Crunch [4 serie @ 15-20 RM]
martes	Hombros, piernas, abdomen	Press militar [4 serie @ 8-10 RM] triset con Elevaciones laterales [4 serie @ 8-10 RM] e Elevaciones posteriores [4 serie @ 8-10 RM] Leg extension [4 serie @ 8-10 RM] superset con Leg Press [4 serie @ 8-10RM] Elevaciones de pantorrillas de pie[4 serie @ 8-10 RM] Crunch [4 serie @ 15-20RM]
miércoles	Brazos, abdomen	Curl de bíceps con mancuernas [4 serie @ 8-10RM] Pull Down [4 serie @ 8-10RM] Crunch [4 serie @ 15-20RM]
jueves	Pectorales, espalda, piernas, abdomen	Banco plano con mancuernas [4 serie @ 8-10 RM] superset con Aberturas con mancuernas [4 serie @ 8-10 RM] Trazioni alla Lat Machine [4 serie @ 8-10 RM] Leg curl [4 serie @ 8-10 RM] Crunch [4 serie @ 15-20 RM]
viernes	Hombros, piernas, abdomen	Press militar [4 serie @ 8-10 RM] triset con Elevaciones laterales [4 serie @ 8-10 RM] e Elevaciones posteriores [4 serie @ 8-10 RM] Leg extension [4 serie @ 8-10 RM] superset con Leg Press [4 serie @ 8-10RM] Elevaciones de pantorrillas de pie[4 serie @ 8-10 RM] Crunch [4 serie @ 15-20RM]
sábado	Descanso	Actividad aeróbica
domingo	Descanso	

Fase de hipertrofia. Mesociclo 3. Semana 10.
El número de series se incrementa con una carga media-alta,
Descanso di 60-90"entre series. Se introducen las técnicas de
superconjunto y triset.

DÍA	MÚSCULOS	EJERCICIOS
lunes	Pectorales, espalda, piernas, abdomen	Banco plano con mancuernas [5 serie @ 8-10 RM] superset con Aberturas con mancuernas [5 serie @ 8-10 RM] Remo en polea baja [5 serie @ 8-10 RM] Leg curl [5 serie @ 8-10 RM] Crunch [4 serie @ 15-20 RM]
martes	Hombros, piernas, abdomen	Press militar [5 serie @ 8-10 RM] triset con Elevaciones laterales [5 serie @ 8-10 RM] e Elevaciones posteriores [5 serie @ 8-10 RM] Leg extension [5 serie @ 8-10 RM] superset Leg Press [4 serie @ 8-10RM] Elevaciones de pantorrillas de pie[5 serie @ 8-10 RM] Crunch [4 serie @ 15-20RM]
miércoles	Brazos, abdomen	Curl de bíceps con mancuernas [5 serie @ 8-10RM] Pull Down [5 serie @ 8-10RM] Crunch [4 serie @ 15-20RM]
jueves	Pectorales, espalda, piernas, abdomen	Banco plano con mancuernas [5 serie @ 8-10 RM] superset con Aberturas con mancuernas [5 serie @ 8-10 RM] Trazioni alla Lat Machine[5 serie @ 8-10 RM] Leg curl [5 serie @ 8-10 RM] Crunch [4 serie @ 15-20 RM]
viernes	Hombros, piernas, abdomen	Press militar [5 serie @ 8-10 RM] triset con Elevaciones laterales [5 serie @ 8-10 RM] e Elevaciones posteriores [5 serie @ 8-10 RM] Leg extension [5 serie @ 8-10 RM] superset con Leg Press [4 serie @ 8-10RM] Elevaciones de pantorrillas de pie[5 serie @ 8-10 RM] Crunch [4 serie @ 15-20RM]
sábado	Descanso	Actividad aeróbica
domingo	Descanso	

Fase de hipertrofia. Mesociclo 3. Semana 11.

Las cargas se incrementan que se vuelven altos para romper la homeostasis en el volumen de trabajo. Se introducen las técnicas de superconjunto y triset. Descanso di 90-120"entre series

DÍA	MÚSCULOS	EJERCICIOS
lunes	Pectorales, espalda, piernas, abdomen	Banco plano con mancuernas [4 serie @ 6-8 RM] superset con Aberturas con mancuernas [4 serie @ 6-8 RM] Remo en polea baja [4 serie @ 6-8 RM] Leg curl [4 serie @ 6-8 RM] Crunch [4 serie @ 15-20 RM]
martes	Hombros, piernas, abdomen	Press militar [4 serie @ 6-8 RM] triset con Elevaciones laterales [4 serie @ 6-8 RM] e Elevaciones posteriores [4 serie @ 6-8 RM] Leg extension [4 serie @ 6-8 RM] superset con Leg Press [4 serie @ 6-8 RM] Elevaciones de pantorrillas de pie[4 serie @ 6-8 RM] Crunch [4 serie @ 15-20RM]
miércoles	Brazos, abdomen	Curl de bíceps con mancuernas [4 serie @ 6-8 RM] Pull Down [4 serie @ 6-8 RM] Crunch [4 serie @ 15-20RM]
jueves	Pectorales, espalda, piernas, abdomen	Banco plano con mancuernas [4 serie @ 6-8 RM] superset con Aberturas con mancuernas [4 serie @ 6-8 RM] Trazioni alla Lat Machine [4 serie @ 6-8 RM] Leg curl [4 serie @ 6-8 RM] Crunch [4 serie @ 15-20 RM]
viernes	Hombros, piernas, abdomen	Press militar [4 serie @ 6-8 RM] triset con Elevaciones laterales [4 serie @ 6-8 RM] e Elevaciones posteriores [4 serie @ 6-8 RM] Leg extension [4 serie @ 6-8 RM] superset con Leg Press [4 serie @ 6-8 RM] Elevaciones de pantorrillas de pie[4 serie @ 6-8 RM] Crunch [4 serie @ 15-20RM]
sábado	Descanso	Actividad aeróbica
domingo	Descanso	

Fase de hipertrofia. Mesociclo 3. Semana 12.
Semana di scarico. Descansa entre series di 60-90''

DÍA	MÚSCULOS	EJERCICIOS
lunes	Pectorales, espalda, piernas, abdomen	Banco plano con mancuernas [4 serie @ 15-20RM] Aberturas con mancuernas [4 serie @ 15-20RM] Remo en polea baja [4 serie @ 15-20RM] Leg curl [4 serie @ 15-20RM] Crunch [4 serie @ 15-20RM]
martes	Hombros, piernas, abdomen	Press militar [4 serie @ 15-20RM] Elevaciones laterales [4 serie @ 15-20RM] Elevaciones posteriores [4 serie @ 15-20RM] Leg extension [4 serie @ 15-20RM] Leg Press [4 serie @ 15-20RM] Elevaciones de pantorrillas de pie[4 serie @ 15-20RM] Crunch [4 serie @ 15-20RM]
miércoles	Brazos, abdomen	Curl de bíceps con mancuernas [3 serie @ 15-20RM] Pull Down [3 serie @ 15-20RM] Crunch [4 serie @ 15-20RM]
jueves	Pectorales, espalda, piernas, abdomen	Banco plano con mancuernas [4 serie @ 15-20RM] Aberturas con mancuernas [4 serie @ 15-20RM] Trazioni alla Lat Machine [4 serie @ 15-20RM] Leg curl [4 serie @ 15-20RM] Crunch [4 serie @ 15-20RM]
viernes	Hombros, piernas, abdomen	Press militar [4 serie @ 15-20RM] Elevaciones laterales [4 serie @ 15-20RM] Elevaciones posteriores [4 serie @ 15-20RM] Leg extension [4 serie @ 15-20RM] Leg Press [4 serie @ 15-20RM] Elevaciones de pantorrillas de pie[4 serie @ 15-20RM] Crunch [4 serie @ 15-20RM]
sábado	Descanso	Actividad aeróbica
domingo	Descanso	

Después de 12 semanas del protocolo de hipertrofia y verificando nuestro estado de forma con respecto a los objetivos deseados, podemos continuar con el protocolo de adaptación metabólica durante un mesociclo de cuatro semanas.

Estas cuatro semanas pueden conducir a un aumento en la definición muscular si se realizan a otros ritmos y con un déficit de calorías. O podemos decidir dejar de entrenar durante 2-3 semanas y luego comenzar de nuevo con una fase de fuerza o hipertrofia.

Podrías hacer coincidir este periodo de parada con las vacaciones de verano en las que alcances el máximo desarrollo muscular y tu condición.

Activación del metabolismo de las piernas

A continuación he incluido tres propuestas de entrenamiento para
la activación metabólica de la zona inferior del cuerpo, con ejercicios para piernas y glúteos. Este programa se debe realizar en los
días libres de los entrenamientos habituales, o como un entrenamiento real por derecho propio, o puede sustituir los ejercicios relacionados con las piernas en las sesiones de entrenamiento semanales.

Propuesta 1 / Día 1

Empujes de cadera o Hip Thrust	5 minutos
Step up	15 minutos
Squat con mancuernas	50 repeticiones

Propuesta 2 / Día 2

Empujes de cadera o Hip Thrust	25 repeticiones
Step up	5 minutos
Squat con mancuernas	20 repeticiones
Empujes de cadera o Hip Thrust	25 repeticiones
Squat con mancuernas	20 repeticiones

Propuesta 3 / Día 3

Empujes de cadera o Hip Thrust	5 minutos
Lunge	15 minutos
Squat con mancuernas	50 repeticiones

Entrenamiento para la pausa del almuerzo

Por lo general, las mujeres tienen que gestionar muchas responsabilidades entre la familia y el trabajo y el tiempo de formación queda entre las últimas cosas por hacer.

En estas rutinas propongo un entrenamiento a realizar durante la pausa del almuerzo todos los días laborables.

Es un entrenamiento corto, de unos 35-40 minutos pero siguiendo los principios de progresión de cargas como indiqué en las rutinas de las distintas fases que has leído en las páginas anteriores y manteniendo las recuperaciones por debajo de un minuto puede dar grandes resultados.

En la semana de ejemplo que te propongo entrenarás el pecho y los hombros 2 veces por semana, las piernas 5 veces y la espalda 4 veces.

Modifica la cantidad de ejercicios en cada distrito muscular según tus necesidades: puedes decidir, por ejemplo, entrenar más el pecho o los hombros y menos la espalda y las piernas.

La rutina debe usarse durante al menos tres meses sin apresurarse a ver los resultados, lleva tiempo, como en todos los aspectos relacionados con los cambios en el físico de una persona.

Ejemplo de plan semanal

DÍA	MÚSCULOS	EJERCICIOS
lunes	Pectorales, Espalda, piernas, Abdominales	Banco plano con mancuernas[4 sets @ 12RM] Polea baja [4 sets @ 12RM] Leg extension [4 sets @ 12RM] Crunch [2 sets @ 30 reps]
martes	Hombros, piernas, Espalda, Abdominales	Press militar [4 sets @ 12RM] Elevaciones laterales [4 sets @ 12RM] Lat Machine [4 sets @ 12RM] Leg curl [4 sets @ 12RM] Crunch [4 sets @ 30 reps]
miércoles	Brazos, piernas, Abdominales	Curl de bíceps con mancuernas [4 sets @ 12RM] Push Down [4 sets @ 12RM] Leg Press [4 sets @ 20 RM] Crunch [4 sets @ 15-20RM]
jueves	Pectorales, Espalda, piernas, Abdominales	Banco plano con mancuernas[4 sets @ 12RM] Polea baja [4 sets @ 12RM] Leg extension [4 sets @ 12RM] Crunch [2 sets @ 30 reps]
viernes	Hombros, piernas, Espalda, Abdominales	Press militar [4 sets @ 12RM] Elevaciones laterales [4 sets @ 12RM] Lat Machine [4 sets @ 12RM] Leg curl [4 sets @ 12RM] Crunch [4 sets @ 30 reps]
sábado	Descanso	Actividad aeróbica
domingo	Descanso	

Lockdown

En este libro se asume que los gimnasios están abiertos y se proponen ejercicios con algunas máquinas típicas de gimnasia.

En periodos de lockdown podemos sustituir la mayoría de los ejercicios por algún equipo que podamos usar, o que ya tengamos, en casa: un set básico incluye un Banco plano que también es reclinable, uno o más juegos de mancuernas, una barra para Tracciones.

Todos los artículos se pueden comprar fácilmente nuevos o usados. Lo más importante es tener cargas suficientes para estimular el crecimiento muscular.

Es posible reemplazar la falta de peso adecuado con un aumento en el número de repeticiones. Esto garantiza mejoras especialmente para aquellos que no buscan aumentar la fuerza.

Para aumentar la fuerza, se deben levantar pesos que sean capaces de empujar el músculo para adaptar su capacidad y estructura al peso levantado.

Siempre se aplica la regla de que algún movimiento es mejor que ningún movimiento.

Más complejo es el trabajo a realizar fuera del gimnasio relativo a las piernas en el que hay que sustituir las máquinas como prensas, extensiones de piernas y curl de piernas por sentadillas y estocadas, aumentando el número de repeticiones y utilizando aquí también las mancuernas.

Si realmente no podemos conseguir ninguna herramienta podemos realizar ejercicios corporales libres como flexiones, abdominales, sentadillas, estocadas y todas sus infinitas variaciones que nos permiten al menos mantenernos en forma.

En este caso te aconsejo que sigas un plan que implica realizar 50 flexiones o lagartijas por día, 50 sentadillas de peso corporal y 50 abdominales y aumentar el número hasta 100 repeticiones, divididas en series de 20, 25: con media hora ¡Un día te sentirás como un tigre!

Si no estás lo suficientemente entrenado, fíjate la meta de alcanzar ese nivel al cabo de uno o dos meses, comenzando desde donde te encuentras y aumentando en 10 repeticiones todos los días o cada semana, según tu forma inicial.

El secreto está en la voluntad de realizar una, dos, tres repeticiones más cada vez que entrenas: los músculos se tonifican haciéndolos trabajar, están hechos para eso, y mientras tanto aumenta el metabolismo y el consumo de energía.

MEDIDAS

Y

ÍNDICES

Evaluación funcional

Con la evaluación funcional se monitoriza el desempeño de una asignatura. Puede ser útil para evaluar si el programa avanza en la dirección deseada, especialmente cuando desea aumentar la fuerza o la masa muscular.

En cuanto al culturismo y a establecer los horarios de entrenamiento, son importantes algunas pruebas que te permitan conocer el máximo en un ejercicio determinado. Las rutinas de entrenamiento tienen en cuenta los porcentajes de carga en comparación con la carga máxima en un ejercicio dado. Además, la realización de las pruebas máximas al final de cada mesociclo puede atestiguar el aumento o la disminución de la fuerza de un deportista y permite variar, sobre esta base, las variables de entrenamiento o nutrición.

Prueba 1RM

Se realizan 5 repeticiones, aumentando el peso con cada levantamiento. Se deduce qué peso máximo se pudo levantar del sujeto.

La fórmula de Brzycki

Con esta fórmula es posible obtener el máximo de la asignatura de forma indirecta, a través del número de repeticiones realizadas con una carga determinada.

1 RM teórico = carga levantada / [1.0278 - (0.0278 x repeticiones realizadas)]

Esta es solo una de las muchas fórmulas propuestas por la literatura científica para calcular el techo. Desde nuestro punto de vista, puede ser útil como índice de la capacidad física de una persona. A continuación se muestra una tabla que permite una estimación rápida de la intensidad como porcentaje de la repetición máxima en función del número de repeticiones realizadas con un peso determinado. Del porcentaje es fácil volver a la repetición máxima teórica: si con 50 kg puedo realizar un máximo de 8 repeticiones en un ejercicio dado, significa que estoy al 80% de la repetición máxima. Por tanto, la repetición máxima será 50 * 100/80 = 62,5 Kg.

**Correlación
entre repeticiones máximas e intensidad
como porcentaje de 1RM**

100,00% 1RM	=	1 repetición máxima
95,00% 1RM	=	2 repeticiones máximas
93,00% 1RM	=	3 repeticiones máximas
90,00% 1RM	=	4 repeticiones máximas
87,00% 1RM	=	5 repeticiones máximas
85,00% 1RM	=	6 repeticiones máximas
83,00% 1RM	=	7 repeticiones máximas
80,00% 1RM	=	8 repeticiones máximas
77,00% 1RM	=	9 repeticiones máximas
75,00% 1RM	=	10 repeticiones máximas
70,00% 1RM	=	11 repeticiones máximas
67,00% 1RM	=	12 repeticiones máximas
65,00% 1RM	=	15 repeticiones máximas
60,00% 1RM	=	20 repeticiones máximas

Ritmo cardiaco

Este parámetro puede ser útil para monitorear el estado de fatiga y para configurar algunos programas de entrenamiento.

A partir del cálculo aproximado de la frecuencia cardíaca máxima dada por: 220 - edad, podemos derivar los porcentajes óptimos de frecuencia cardíaca en función del objetivo que tenga:

Para **entrenamiento cardiovascular**, 70-80% de la FC Max.

Para **adelgazar** del 60-70% de la FC máx.

Para **actividad moderada**, 50-60% de la FC máx.

Para un cálculo más preciso, se puede utilizar la *fórmula de Karvonen*, que tiene en cuenta la frecuencia cardíaca en reposo.

Se obtiene la frecuencia cardíaca de reserva que multiplicada por el porcentaje de trabajo que desea mantener y sumada a la frecuencia cardíaca en reposo proporciona la frecuencia cardíaca a mantener durante la actividad física, según las siguientes fórmulas.

Reserva de FC (FCris) = FC máx. - FC en reposo
intensidad relativa = HRris x% HRris + HR en reposo

Medidas e índices

Por qué medir.

En cualquier ámbito de la actividad humana, la medición de algunos parámetros permite conocer el estado inicial y definir el objetivo a alcanzar. En nuestro caso, cuando hablamos de recomposición corporal o cambios en el cuerpo, algunas medidas nos ayudan a entender si nuestros esfuerzos de nutrición y entrenamiento van en la dirección correcta.

A partir de medidas elementales, como el peso, la temperatura corporal, la frecuencia cardíaca o las circunferencias de algunas zonas del cuerpo, podemos derivar algunos índices.

Los índices nos dan una idea del estado general de un sujeto y / o si estamos avanzando hacia la meta establecida.

Peso corporal

Es una de las medidas más sencillas de tomar, pero está sujeta a muchas variables. Es preferible detectarlo por la mañana nada más levantarse. Es útil calcular un promedio de los datos semanales porque los cambios de peso están influenciados por muchos factores: por ejemplo, cuánto comió el día anterior o cuánto líquido perdió al sudar. Además, no se puede establecer de antemano si el aumento o la disminución de peso se debe a la compra o pérdida de masa magra o grasa. Sin embargo, es un indicador fácil de usar.

Altura

Es autoexplicativo, útil para construir algunos índices.

Temperatura

Tomado 10 minutos después de levantarse, debe medirse 3 o 4 veces y luego promediar.

Es especialmente útil en una fase de restricción de calorías para comprobar si el metabolismo está activo o está empezando a estancarse.

Si notamos un descenso de temperatura, y el peso no baja, significa que es mejor detener la dieta hasta que la temperatura vuelva a subir.

Latido del corazón

Se medirá cada mañana, antes de levantarse de la cama y después de 15 minutos, luego promediando los dos datos.

Este dato nos permite entender si el cuerpo se acerca a una fase de fatiga temporal (extralimitación) y nos permite entender cuándo insertar una semana de alta, es decir, con entrenamientos más ligeros. Cuando el latido del corazón aumenta en comparación con las lecturas iniciales en 15-20 latidos, es la señal de que ha llegado el momento de la descarga.

Circunferencias: cintura, abdomen, caderas, muslo

Ser detectado por la mañana nada más despertar cada 7 o 14 días. Cada 7 días si estás siguiendo un plan de adelgazamiento, 14 en una fase de volumen, porque los cambios en la cintura son más rápidos de ver en una fase de adelgazamiento, mientras que la compra de masa magra es más lenta.

Estas son las medidas que recomiendo:

- Caja torácica
- Brazo izquierdo y derecho flexionado
- Pierna izquierda y derecha
- Vida
- Antebrazo
- Ternero
- Línea por encima del ombligo de unos 2 cm.
- Línea al nivel del ombligo
- Línea debajo del ombligo de unos 2 cm.

Las tres medidas a nivel abdominal permiten comprobar si el plan de adelgazamiento está dando sus frutos porque en muchos casos la pérdida de peso procede de la parte superior del abdomen hacia la inferior. Si bien, si nos encontramos en una fase de catabolismo, esto se destaca primero en las extremidades, de ahí la necesidad de controlar también los antebrazos y las pantorrillas.

Por ejemplo, si las medidas de las extremidades caen pero no del abdomen, mientras la báscula baja, puede significar que el cuerpo extrae energía de la masa magra a expensas de la grasa, en un período de restricción calórica.

Plicometría de 7 veces

Con el skinfolder tenemos una medida aproximada de la grasa subcutánea y se puede usar para monitorear el progreso de los esfuerzos hacia la pérdida de peso. Estas son las "retenciones" habituales:

- Abdomen
- Ilíaco
- Flanco
- Tríceps
- Subescapular
- Pierna

Pueden utilizarse para derivar índices incluso si su detección está sujeta a imprecisiones debido a las mediciones realizadas por el detector. Para ello se suele recomendar utilizar una media de tres lecturas por cada punto.

Glucemia en ayunas

Este parámetro, que se mide por la mañana con el estómago vacío, le permite comprender si el cuerpo está iniciando una forma de resistencia a la insulina. En este caso, los nutrientes ya no se capturan correctamente en los músculos.

Esta medida puede ser especialmente útil en una fase de hipertrofia, para entender cuándo es el momento de detener la dieta alta en calorías y disminuir las calorías, para mejorar la receptividad celular y limitar la cantidad de nutrientes que terminan en las células grasas, los adipocitos. Los valores deben estar entre 60 y 100 mg / dl.

Índices

Con algunas de las medidas adquiridas, a través de fórmulas matemáticas, se pueden obtener unos índices que permiten comprender el estado de forma y consecuentemente monitorizar el avance del camino recorrido.

TDEE

TDEE es el acrónimo de Total Daily Energy Expenditure.

Es el número total de calorías quemadas en un día determinado y es la suma de cuatro factores clave:

Metabolismo basal

Efecto térmico de los alimentos

Termogénesis de actividad no causada por el entrenamiento.

Efecto térmico del entrenamiento

Tasa metabólica basal (TMB)

La tasa metabólica basal se refiere a la cantidad de calorías que quema el cuerpo cada día para permitirle sobrevivir.

La TMB es la cantidad de calorías que el cuerpo debe consumir en un período de 24 horas en reposo completo.

Efecto térmico de los alimentos (TEF)

Cuando comemos, nuestro cuerpo tiene que gastar energía para digerir los alimentos. Este consumo corresponde aproximadamente al 10% de la energía introducida, aunque este valor depende del tipo de alimento ingerido.

Termogénesis de actividades no relacionadas con el entrenamiento (NEAT)

Representa la cantidad de calorías consumidas durante el movimiento diario que no se clasifica como entrenamiento.

El NEAT es muy variable de persona a persona y puede jugar un papel más o menos importante en el recuento del TDEE en función de la energía consumida durante el trabajo o el estilo de vida.

Efecto térmico del entrenamiento (TEA)

El efecto térmico del entrenamiento se refiere a la cantidad de calorías quemadas como resultado del ejercicio físico. Al igual que en NEAT, el efecto térmico del entrenamiento depende mucho del esfuerzo realizado en una determinada sesión de entrenamiento y de cuántas veces entrenes durante la semana. Es, por esta razón, un parámetro influenciado por muchas variables.

El **TDEE** es la suma de estos cuatro valores. Para describirlo matemáticamente en una ecuación, por simplicidad, encontrará la fórmula para calcular el TDEE a continuación:

$$TDEE = TMB + TEF + NEAT + TEA$$

Cuando se suman todos estos números, obtiene una estimación de la cantidad de calorías que necesita diariamente para mantener su peso actual, con la misma actividad física.

Los investigadores desarrollaron una serie de modelos para calcular la TMB. Una de las más utilizadas y más sencillas de calcular es la ecuación de Harris-Benedict, que tiene en cuenta la edad, la altura y el peso.

TMB mujeres = 655 + (9,6 x peso en kg) + (1,8 x altura en cm) - (4,7 x edad en años)

TMB masculino = 66 + (13,7 x peso en kg) + (5 x altura en cm) - (6,8 x edad en años)

Por ejemplo, si tomamos una mujer de 45 años que mide 165 cm de altura y pesa 65 kg tendremos:

TMB = 655 + (9,6 x 65) + (1,8 x 165) - (4,7 x 45)

TMB = 655 + 624 + 297 - 211

TMB = 1.365 Kcal.

Según estos valores, el sujeto de prueba necesita consumir 1.365 calorías para mantenerse vivo sin moverse.

Los otros componentes del cálculo de TDEE se pueden estimar a través de una serie de parámetros, identificados por los académicos a lo largo del tiempo. Entre estos, el más utilizado es una serie de "multiplicadores de actividad", denominados multiplicadores de Katch-McArdle.

Para calcular el TDEE aproximado, simplemente multiplique estos factores de actividad por el TMB. Los multiplicadores de actividad se definen sobre la base de la cantidad de movimiento realizado por el sujeto, en promedio. Se enumeran a continuación:

- Sedentario (poco o nada de ejercicio + trabajo de escritorio) = 1,2
- Ligeramente activo (ejercicio ligero 1-3 días a la semana) = 1375
- Moderadamente activo (ejercicio moderado 3-5 días a la semana) = 1,55
- Muy activo (entrenamiento intenso 6-7 días a la semana) = 1.725
- Extremadamente activo (ejercicio muy intenso, trabajo duro, entrenamiento dos veces al día) = 1,9

Por ejemplo, si el sujeto es "Ligeramente activo" para calcular el TDEE aproximado, simplemente multiplique la TMB por 1.375. Esto nos da:

TDEE = 1.375 x TMB

TDEE = 1.375 x 1.365 Kcal.

TDEE = 1.877 Kcal.

En este caso, para mantener el peso actual, el sujeto debe introducir unas 1.900 Kcal por día.

Conocer el TDEE nos permite tener una base desde la que empezar a planificar el camino a seguir para conseguir los objetivos marcados. También nos permite poder establecer un plan de alimentación con mayor precisión.

En caso de que quieras perder grasa, sabemos que estás obligado a introducir menos Kcal que el TDEE actual.
Sabiendo que 1 kg de grasa corresponde a unas 7.000 Kcal, debemos reducir la ingesta calórica en unas 1.000 Kcal diarias para perder 1 kg de grasa en una semana. Durante el proceso de adelgazamiento no solo se pierde masa grasa sino con ella líquidos y masa magra, por ello es fundamental conocer también los valores de las otras medidas propuestas, como la medida de circunferencias o pliegues cutáneos. Estos nos permiten comprender qué componente físico se ve más afectado por la reducción de calorías y posiblemente aumentar o reducir la ingesta de un macronutriente en particular.

LBW (Lean Body Weight) peso corporal magro, útil para obtener el porcentaje de grasa corporal. Para calcular el LBW necesitamos el peso y la medida en centímetros de la circunferencia abdominal. Con este índice podemos tener una estimación de la cantidad de grasa corporal. Restando este valor del peso total, es posible calcular el porcentaje de grasa corporal a través de una simple proporción. Es útil para monitorear el progreso del proceso de pérdida de peso.
Se han propuesto varias fórmulas para este índice, aquí muestro la de Wilmore y Behnke
LBW = 44,636 + 1,0817 (peso) - 0,7396 (c)

donde **wt** representa el peso corporal (en kg) y **c** representa la circunferencia abdominal en centímetros. Como dijimos anteriormente, una vez obtenido el peso de la masa magra, basta con restarlo del peso total para tener una estimación de la masa grasa y de esta obtener el porcentaje de la masa grasa con respecto al peso total, es decir.

BF = Peso - LBW todas las medidas en Kg. Donde BF la masa de grasa en Kg. El porcentaje de grasa corresponde a 100 * BF / Peso

Peso ideal

El resultado de estas fórmulas matemáticas representa el peso teórico ideal del tema según el autor que lo propuso. Presentamos solo algunos de ellos a continuación.

Fórmula de Lorenz

Esta fórmula para calcular el peso ideal no tiene en cuenta ni la edad ni la estructura esquelética, pero es muy utilizada. Además, no es adecuado para sujetos de extremidades largas y de tipo braquial.

Peso ideal Hombres = altura en cm - 100 - (altura en cm - 150) / 4

Peso ideal Mujeres = altura en cm - 100 - (altura en cm - 150) / 2

Fórmula de Broca

Esta fórmula para calcular el peso ideal es la más simple pero solo tiene en cuenta la altura; los principales límites radican en la no correspondencia del peso ideal para estatura media-alta.

Peso ideal para Hombres = altura en cm - 100

Peso ideal para Mujeres = altura en cm - 104

Fórmula de Wan der Vael

Esta fórmula considera solo la altura:

Peso ideal Hombres = (altura en cm - 150) x 0,75 + 50

Peso ideal Mujeres = (altura en cm - 150) x 0,6 + 50

Fórmula de Berthean

Peso ideal = 0,8 x (altura en cm - 100) + edad / 2

Fórmula de Perrault

Esta fórmula tiene en cuenta la edad y la altura.

Peso ideal = Altura en cm - 100 + edad / 10 x 0,9

IMC Índice de masa corporal

Es un indicador genérico para definir el estado físico de una persona con respecto a un promedio ideal. Se basa en la edad, el peso, la altura y el sexo del sujeto.

Este es el cálculo: IMC = peso en Kg / (altura en metros * altura en metros). A continuación se muestran las tablas con los valores de referencia para mujeres.

Mujer

INTERPRETACIÓN DEL INDICE DE MASA CORPORAL MUJERES				
Edad (años)	BAJO PESO	NORMAL	SOBREPESO	OBESIDAD
10 años	≤13.5	16.6	≥19.0	≥22.6
11 años	≤13.9	17.2	≥19.9	≥23.7
12 años	≤14.4	18.0	≥20.8	≥25.0
13 años	≤14.9	18.8	≥21.8	≥26.2
14 años	≤15.4	19.6	≥22.7	≥27.3
15 años	≤15.9	20.2	≥23.5	≥28.2
16 años	≤16.2	20.7	≥24.1	≥28.9
17 años	≤16.4	21.0	≥24.8	≥29.3
18 años	≤16.4	21.3	≥25.0	≥29.5

Waist to Hip ratio que es la relación entre la circunferencia de la cintura y la circunferencia de la cadera: Whr = circunferencia de la cintura / circunferencia de la cadera. Con este índice es posible determinar la distribución de la grasa y por tanto el biotipo.

A continuación se muestra una tabla que resume los datos de la relación cintura / caderas según el género.

HOMBRES		
	GINOIDE	<=0.94
	NORMAL	0.95 – 0.99
	ANDROIDE	>1

MUJERES		
	GINOIDE	<=0.78
	NORMAL	0.79 – 0.84
	ANDROIDE	> 0.85

Motivación

Para modelar el cuerpo se necesita tiempo, se necesita dedicación, se necesita paciencia.

Tienes que encontrar la fuerza dentro de ti para entrenar, incluso cuando todo te dice que lo dejes ir. Después de todo, todos tenemos decenas de distracciones.

Muchas cosas nos dicen que elijamos la forma más cómoda y el propio cuerpo tiende a la inacción. Tiende a tomar el camino más fácil.

Necesitamos motivación y un enfoque mental positivo.

De hecho, como en todos los demás aspectos de la vida, el papel de la mente es fundamental para lograr cualquier resultado.

Debes tener la voluntad de no renunciar a tu rutina de entrenamiento. Y la voluntad también debe ser entrenada a través de un enfoque mental positivo.

Pero, ¿qué significa?

Significa ir más allá de las dificultades del momento y mirar el objetivo final, construir masa muscular, el físico que quieres, tener y creer siempre que es algo alcanzable.

Para ello es necesario fijarse metas y planificar el camino para alcanzarlas.

Fíjese metas

Tener un objetivo es como ver un faro durante una tormenta en el mar. Te permite mantener el rumbo hacia lo que quieres ser o llegar a ser. Por eso es importante establecer lo que quieres lograr: ¿perder el exceso de grasa? ¿Tienes un físico más tonificado?

Además, es importante que te des un tiempo razonable para obtenerlo: no puedo pensar en ganar 20 kg de músculo en un año de entrenamiento, no puedo pensar en perder 20 kg en un mes sin alguna descompensación.

Es mejor establecer el objetivo con precisión: quiero perder 10 kg en seis meses, quiero tener 5 kg más de músculo en un año.

De esta forma será más fácil medir si la dirección tomada es la correcta, la que conduce a la consecución de la meta. Será más fácil medir el progreso o las paradas y actuar en consecuencia.

Una vez que se ha establecido el objetivo, siempre debe recordarse en cada sesión de entrenamiento, cuando no quiera entrenar e incluso cuando no parezca obtener los resultados deseados.

Nunca debes desviarte de tu objetivo.

Al definir el objetivo, es necesario entrar en detalles, dividir el objetivo en muchas fases más pequeñas y más fáciles de lograr, crear rutinas mensuales, semanales y diarias.

De esta forma es posible establecer objetivos medibles para cada período. Por ejemplo, perder 0,5 kg por semana significa 12 kg en 6 meses y luego concentrarse en lograr este objetivo semanal.

Siempre debes recordar que en la recomposición corporal el factor tiempo cuenta, debes darle tiempo a tu cuerpo para que se adapte a la nueva situación y darle tiempo para romper la homeostasis.

Debes querer alcanzar la meta, así que pregúntate qué es lo que REALMENTE quieres lograr.

Y todo se volverá más fácil.

Luego, actúe, prepare un plan de entranamiento y sígalo de manera constante.

La confianza ganada al ver pequeñas mejoras constantes le dará la fuerza y la energía para continuar hacia la meta.

Concentración máxima

A la hora de entrenar debes centrarte en el movimiento que estás haciendo, sentir qué músculo se está contrayendo, comprobar si la postura es la correcta, en definitiva, debes intentar estar concentrado en ti mismo.

Experimentación continua

Ha creado su propio plan o ha utilizado uno de los que se proporcionan en el libro y lo sigue con fidelidad, coherencia y disciplina. ¿Podría suceder que en una sesión de entrenamiento te sientas más cansado o aburrido de la rutina habitual? Es hora de probar algo nuevo, probar un ejercicio que no has hecho en mucho tiempo o que nunca has hecho, cambiar la carga, aumentar o disminuir las repeticiones.

Esto puede ayudarlo a retomar su patrón habitual en los próximos días con mayor vigor.

Porque es importante completar el programa de entrenamiento para el período establecido sin cambiar constantemente los ejercicios: es necesario desarrollar la fuerza de voluntad para permanecer fijo en el rumbo establecido.

Empuja fuerte

Podemos combinarlo con la concentración: cuanto más concentrado estés, más podrás esforzarte: completar una sesión de trabajo que realmente sea un entrenamiento no significa tener que romper las fibras musculares cada vez, sino dar lo mejor de ti por cómo te sientes ese día. : si te sientes cansado porque has dormido poco o has comido mal, haz tu mejor esfuerzo en esas condiciones, pero nunca te rindas, nunca te rindas en el entrenamiento planificado.

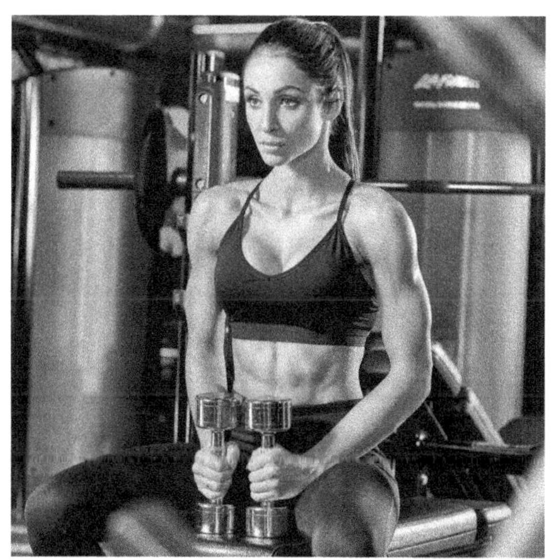

RECOMPOSICIÓN CORPORAL

RECOMPOSICIÓN CORPORAL

El propósito de la recomposición corporal, en términos prácticos, es reducir el porcentaje de masa grasa y aumentar el porcentaje de masa magra, es decir, en última instancia, de los músculos.

De ahí la necesidad de combinar una nutrición adecuada con un entrenamiento adecuado.

En lo que al entrenamiento se refiere, es fundamental asegurar la progresión en los parámetros que lo constituyen, parámetros que hemos descrito en el capítulo dedicado a las variables de entrenamiento.

Sin embargo, la progresión debe depender de la fase del protocolo en la que nos encontremos: si estamos en una fase de reducción de masa grasa, por tanto en un período de déficit calórico, de nada sirve intentar poner en marcha un entrenamiento de fuerza, eso es con cargas elevadas.

En cambio, es necesario configurar un entrenamiento que estimule el consumo de calorías y, por lo tanto, esté configurado para aumentar la eficiencia metabólica, con cargas más bajas, repeticiones más altas y recuperaciones más cortas entre una serie y otra.

En cuanto al aspecto alimentario o más bien energético, en la fase inicial del protocolo es fundamental calcular cuántas kilocalorías se introducen. Con este fin, es útil llevar un **diario de alimentos** sobre qué y cuánto come durante una o dos semanas. Con base en estos datos, se calcula el **TDEE**.

La fase inicial de todos los protocolos requiere que este nivel calórico se alcance y se estabilice durante un cierto período de tiempo.

Para organizar un plan de alimentación, normalmente se establecen determinadas cantidades de macronutrientes a **mantener fijas**, especialmente en lo que se refiere a la **cantidad de proteínas y grasas**.

Estas cantidades están r*elacionadas con la masa magra* (por ejemplo: 3 g. de proteína por kg de masa magra; 0,8 gramos de grasa por kg de masa magra) y actuamos sobre la cantidad de carbohidratos que son, recordemos, la fuente de energía preferida del cuerpo humano.

El principio fundamental de la recomposición corporal viene dado por la consideración de que, al privar o reducir fuertemente la ingesta de carbohidratos, las reservas de glucosa presentes en el hígado y los músculos se reducen con el tiempo y estos deben ser reemplazados como fuente de energía por el catabolismo de células grasas.

Este proceso genera una serie de reacciones bioquímicas que, por un lado, hacen que el organismo sea más receptivo al aporte de azúcares durante las llamadas "recargas" de carbohidratos, y por otro, permiten utilizar más reservas de grasas.

No voy a detenerme aquí en el hecho de que cada uno de nosotros tiene, por constitución, un cierto porcentaje de grasa "fisiológica" dada por su genética y, por lo tanto, puede ser más fácil para un sujeto mover los depósitos adiposos que para otro sujeto.

Con constancia, compromiso y el enfoque correcto, cualquiera puede cambiar su cuerpo (y su mente), más allá del punto de partida.

Para establecer científicamente un procedimiento de recomposición corporal es fundamental disponer de la mayor cantidad de datos posible.

Algunos de estos datos son útiles para recopilarlos diariamente, como la temperatura, la frecuencia cardíaca y el peso, mientras que otros, como las circunferencias, se realizan semanalmente.

También es fundamental tomar nota de lo que comes durante el día para poder estimar la ingesta calórica semanal, llevando un diario de alimentación como decíamos.

En base a estos datos podemos calcular algunos de los índices vistos en el capítulo anterior que nos servirán para monitorear mejor el avance del protocolo.

Siempre hay que tener en cuenta que los cambios en el cuerpo no son bruscos sino que se producen en periodos más o menos prolongados: digamos que para ver los efectos del trabajo realizado hay que esperar de 20 a 30 días.

En la práctica, no tiene mucho sentido ayunar un día y luego atracones al siguiente; lo que importa es el promedio semanal de calorías introducidas. Está claro que hablar de calorías como un fin en sí mismas no tiene sentido. El conteo de calorías tiene sentido si luego podemos relacionarlas con un nivel "umbral" que nos permita establecer si es necesario aumentar o disminuir la cantidad de calorías a introducir, para obtener ganancia o pérdida de peso.

Por esta razón, a lo largo del tiempo se introdujo el cálculo del TDEE que define la cantidad total de energía, en forma de calorías, consumida por el cuerpo para mantener un determinado nivel de actividad (es decir, consumo de energía), incluida la energía necesaria para mantener la organismo vivo, como ya se ha visto.

Por tanto, está claro que este nivel energético "básico" o "mínimo" depende sobre todo de cuánta energía se consuma en promedio durante un día: quienes realicen trabajos pesados tendrán, en las mismas condiciones físicas (altura, edad, sexo) , un nivel de TDEE más alto de quienes trabajan frente a una computadora.

Además, los niveles de estrés también influyen en estos parámetros.

Por el momento, sin embargo, el componente de referencia se refiere al mayor o menor esfuerzo físico.

El punto de partida de todo razonamiento con respecto a una recomposición corporal es la suposición de restablecer el cuerpo, llevando el consumo diario promedio al nivel del TDEE correcto.

Una vez alcanzado y estabilizado este nivel calórico, es posible empezar a actuar sobre las variables alimentarias.

Podemos optar por un déficit calórico, si quieres adelgazar, o por un excedente calórico si quieres aumentar la masa magra. En este segundo caso, el desafío no es tanto aumentar el peso sino privilegiar el componente muscular sobre el componente graso del propio aumento de peso. Y es precisamente aquí donde la ciencia debe fusionarse con la experiencia, porque no es lo mismo la respuesta de un organismo a la modificación de determinadas variables que la respuesta de otro organismo, entrando en juego, en nuestro caso, los famosos factores genéticos en lo poco que podemos hacer.

Pero tenga cuidado de no exagerar con esta idea.

Si incluso genéticamente la composición de nuestros músculos (en fibras de contracción lenta y contracción rápida) es diferente de un sujeto a sujeto y el porcentaje de grasa genética difiere de un individuo a otro, esto no significa que con el compromiso correcto y un camino adecuado para este propósito, cualquier persona que pueda mejorar su estado físico. Seguro que esto es posible, sobre todo para quienes parten de cero, desde situaciones de sobrepeso o poca o ninguna práctica con el entrenamiento.

Si este camino es monitoreado constantemente, mediante la detección de algunas medidas al menos semanalmente, nos permite intervenir con prontitud, modificando las variables que tenemos disponibles.

Podemos dividir ampliamente una recomposición corporal en función de su duración.

Tendremos una recomposición a **corto plazo** (unos meses) o una a **largo plazo** (uno o más años).

La recomposición a corto plazo puede ser adecuada para quienes están poco o nada entrenados y quizás tengan que perder masa grasa: en unos meses puede cambiar radicalmente de apariencia; mientras que la recomposición a largo plazo implica un mayor compromiso y una voluntad que ya hay que formar. Esto no significa que también pueda ser utilizado por aquellos que ahora están comenzando su viaje hacia la construcción de un nuevo físico.

Dentro de estos dos protocolos es posible identificar algunas fases fundamentales.

Las fases difieren entre los dos protocolos, sobre todo por la duración de la extensión de los parámetros relativos.

En todos los casos es fundamental tener siempre bajo control las principales medidas: **temperatura, peso, circunferencias, aporte calórico**.

Solo lleve un diario de medidas, alimentos y entrenamientos.

Tanto para la recomposición a corto como a largo plazo, comenzamos midiendo el **consumo diario de kilocalorías**. Se establece el TDEE.

A continuación, se determina **el promedio entre los dos valores** para establecer un valor de kilocalorías de partida, a partir del cual establecer las cantidades diarias y semanales de macronutrientes.

Veamos los dos procedimientos con más detalle.

Recomposición corporal a corto plazo

La duración de este procedimiento depende del punto de partida, es decir, cuántas calorías tenemos que tomar o perder para alcanzar el reinicio metabólico indicado al llegar al TDEE.

Es decir, depende de cuál sea el valor de la media calculada, como se mencionó anteriormente, con respecto a las calorías introducidas en el período de las mediciones presentes en el diario de alimentación.

La dieta durante la duración del protocolo prevé un alto consumo de proteínas, hasta 3 g / kg de masa magra y mantener las grasas entre 0,5 y 0,8 / g por kg de masa magra.

El resto de calorías que necesitamos las obtendremos de los carbohidratos.

Por tanto, es necesario **calcular la masa magra**.

Para ello utilizamos la fórmula de Wilmore y Behnke:

LBW = 44,636 + 1,0817 (peso) - 0,7396 (c)

donde **wt** representa el peso corporal en kg y **c** representa la circunferencia abdominal en cm.

Un sujeto que pese 70 kg y tenga una circunferencia de 78 cm tendrá una masa magra de aproximadamente 63 kg.

Este será el parámetro inicial sobre el que calcular las cantidades de proteínas y grasas a consumir.

Si el sujeto tiene un TDEE de 2.200 Kcal y un consumo actual de 1.900 Kcal, el valor a alcanzar con la dieta para la fase de reinicio metabólico será de 2.200Kcal + 1.900Kcal / 2 = 2.050 Kcal.

Manteniendo la hipótesis anterior de 3g / Kg de masa magra de proteína diaria tendremos: 3 * 63 (que son los Kg de masa magra)

= 189 g de proteínas que corresponden a unas 756 Kcal (sabemos que un gramo de proteína es vale alrededor de 4 kcal). Mientras que para las grasas tendremos, asumiendo que tenemos 0,6 g / kg de masa magra, redondeado, 38 g de grasa, lo que equivale a 351 Kcal. Para alcanzar el nivel requerido de 2.050 Kcal debemos consumir 943 Kcal en carbohidratos que corresponden a unos 236 g.

Estos son los valores con los que empezar.

Una vez estabilizado y consolidado este valor, se puede iniciar la fase de corte de calorías, disminuyendo la ingesta de carbohidratos en función del corte decisivo.

En este punto, se **deciden las semanas** necesarias para alcanzar ese valor.

Cuando alcanzas las calorías establecidas, los valores se mantienen durante unas semanas, generalmente 2 o 3, antes de comenzar la fase de recomposición corporal real.

La recomposición corporal consiste en una fase de reducción de calorías combinada con un entrenamiento que conduce a romper la homeostasis del cuerpo y hace que consuma más grasa. Esto se debe, en esencia, a que consume menos calorías de los carbohidratos.

Es fundamental mantener siempre alto el consumo de proteínas.

Ahora es cuestión de decidir cómo reducir las calorías.

Hay varias formas: todas tienen como objetivo introducir **un déficit de calorías semanal**.

Durante la semana podemos hacer varias elecciones: podemos optar por un recorte drástico de calorías durante los primeros 3-4 días, disminuyendo las calorías a -50 / -70% de lo que indica el TDEE, y luego superando el nivel calórico. del TDEE durante un día y mantenga el nivel de calorías en el TDEE durante los dos días restantes, consulte la tabla 1 con un TDEE de 1600.

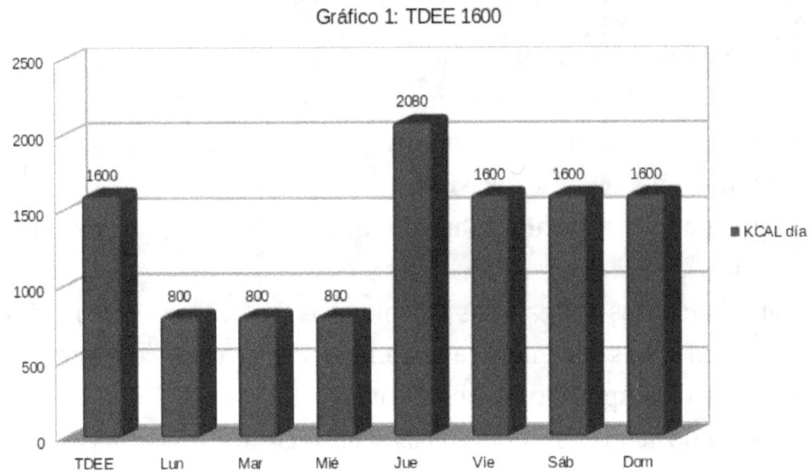

Gráfico 1: TDEE 1600

En los días de recuperación calórica reducimos el consumo de proteínas a 2 g / kg de masa magra, mantenemos la grasa en 0,5 g / kg de masa magra y aumentamos los carbohidratos para alcanzar o superar el TDEE.

O podemos permanecer en una dieta baja en calorías (-50% TDEE) durante los primeros tres días y en una dieta alta en calorías (+10, + 20% calorías en comparación con TDEE) durante los próximos dos días y luego estabilizar la ingesta. con una dieta calórica normal durante los días restantes (es decir, con calorías al nivel de TDEE), ver gráfico 2.

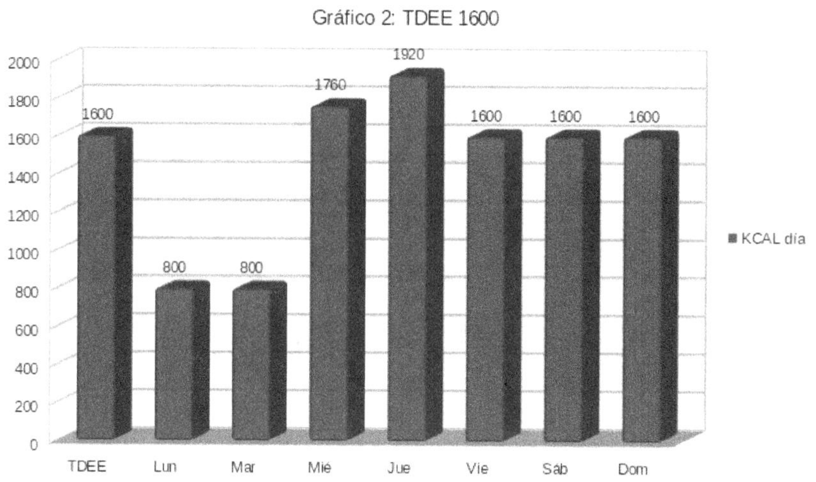

Gráfico 2: TDEE 1600

O mantente bajo en calorías durante los primeros tres días (-40%, -50%, -60% de calorías en comparación con el TDEE), en alto contenido calórico durante los próximos dos días (+20%, +10% de calorías en comparación con el TDEE) y luego nuevamente en bajas calorías (-50% de calorías en comparación al TDEE) con el último día de dieta normocalórica en el TDEE, ilustrado en el gráfico 3. En todos estos casos, se crea un déficit calórico.

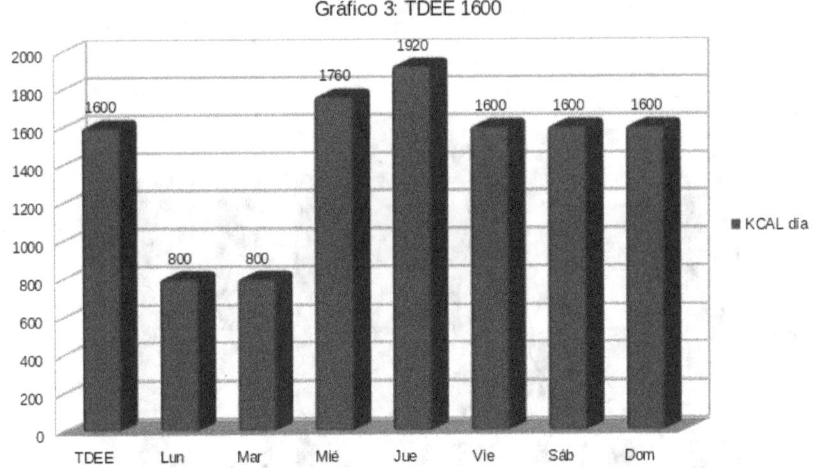

El entrenamiento debe centrarse en el trabajo (o reposo) metabólico y cardiovascular en la fase hipocalórica, y en el trabajo de fuerza, con pocas repeticiones y cargas elevadas, en las fases hipercalóricas.

En este último caso, podemos adoptar aquellas técnicas propias del trabajo de fuerza, como la serie piramidal, superconjuntos, 5x5.

Mientras que en el trabajo metabólico reducimos el descanso entre una serie y otra aumentando el número de repeticiones con cargas menores. Esto le permite aumentar el estrés metabólico mediante la adopción de técnicas como trisets, series gigantes o entrenamiento en circuito, o aumentando la actividad aeróbica.

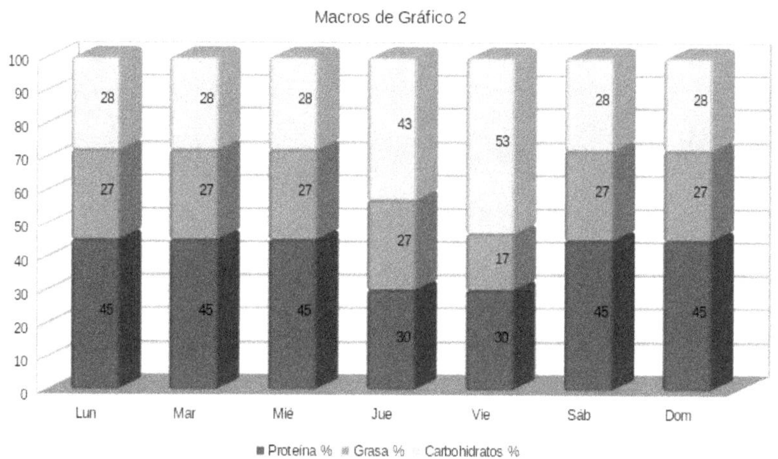

Gráfico que muestra el desglose porcentual de macronutrientes relacionado con la hipótesis del gráfico 2. En todos los ejemplos se mantuvo el consumo de 3g / kg de masa magra para proteínas y 0,8g / kg de masa magra para grasas, la cantidad restante para alcanzar el nivel calórico requerido para los carbohidratos. Esto es para días bajos en calorías. Para los días altos en calorías, jueves y viernes, en este ejemplo, las proteínas se redujeron a 2 g / kg de masa magra y las grasas a 0,5 g / kg de masa magra: por lo tanto, la proporción calórica de carbohidratos aumenta para permitir un aumento de la sensibilidad a la insulina, de nuevo con otra semana de reducción de calorías.

Ricomposizione corporea di lungo periodo

En el protocolo a largo plazo, las fases bajas en calorías y altas en calorías se utilizan no (solo) dentro de la semana sino durante los meses.

En las fases de una dieta alta en calorías a largo plazo, el objetivo será adquirir músculos limitando al máximo el aumento de masa grasa. El aumento de la masa grasa es una consecuencia normal de cualquier dieta alta en calorías.

En las fases de la **dieta hipocalórica**, la cuestión clave será no perder masa muscular mientras se adelgaza.

En las fases de desarrollo muscular, con una dieta alta en calorías, los entrenamientos serán más pesados que en el segundo caso.

El punto de partida para el protocolo a largo plazo es *establecer ganancias de peso semanales*, generalmente entre 0,8 y 1% de kg de masa magra.

Las ganancias medias semanales también se pueden definir sobre el peso total, para las mujeres, podemos indicar las ganancias entre el 0,4% del peso total, con un máximo de 300 gramos de aumento, para principiantes, y 200-250 gramos de aumento para deportistas. nivel intermedio, y 0,3%, con un aumento máximo de 100-150 gramos, del peso total, para los deportistas de nivel avanzado.

Sin embargo, tenga en cuenta que si una persona ya está entrenada le es más difícil aumentar con los ritmos indicados. Por ejemplo, si tenemos una persona que tiene 60 kg de masa magra, el aumento semanal debe ser:

entre 60 * 0,8% = 480 y 60 * 1% = 600g lo que corresponde a un aumento de las Kcal semanales que van de 1.920 Kcal a 2.400 Kcal, es decir, entre 275 y 340 Kcal por día.

Para conseguir estos incrementos semanales se aumentan las calorías pero siempre respetando los parámetros de proteínas, grasas e hidratos de carbono previamente informados.

¿Cuánto aumentar en comparación con el TDEE inicial? También en este caso no existe una única vía. Depende de cómo responda el sujeto: puede comenzar aumentando las calorías en un 10% o 20% en comparación con el TDEE y luego ajustar a través de los cambios resaltados por las mediciones que se registran.

También en esta fase se enfatiza la necesidad de detectar lo que está sucediendo: si nos damos cuenta de que el peso aumenta excesivamente, podemos intervenir de inmediato cambiando la ingesta calórica o aumentando algunos parámetros de entrenamiento.

O de nuevo, la **temperatura corporal** nos ayudará a entender cuándo ha llegado el momento de hacer una pausa en una dieta hipocalórica: si iniciamos este periodo con una temperatura de 36,5 grados y después de unas semanas este parámetro empieza a descender, es una indicación de que el cuerpo comienza a reducir su actividad metabólica, porque bajo estrés: puede ser el caso de insertar una pausa en la dieta insertando un llamado "recambio" de carbohidratos y modificar los entrenamientos hasta que la temperatura comience a subir nuevamente hacia su valor inicial.

El mismo parámetro de temperatura corporal se utiliza en las fases de construcción o "masa" o, como decimos en inglés para "bulk", para entender cuando estamos llegando a un momento de sobreentrenamiento.

El peso y la medida de la cantidad de masa magra, calculada a través de las circunferencias como se ve arriba, nos sirven para entender si vamos hacia el objetivo de un crecimiento muscular lo más "limpio" posible, es decir, sin aumentos excesivos de grasa corporal.

En este caso, es bueno prever fases (semanas) de corte calórico, de "corte", dentro del período de masa.

Por ejemplo, podemos decidir, después de 12-15 semanas de alto contenido calórico, establecer 5-7 semanas de bajo contenido calórico, tratando de perder un 1% del peso corporal por semana.

Entonces, por ejemplo, si tenemos un atleta que pesa 70 kg después de las semanas de masa tendremos que perder 70 * 1% = 700 g por semana.

Lo que corresponde al nivel de calorías a tener que consumir 700 * 7 Kcal / g = 4.900 Kcal menos por semana. Lo que significa 700 Kcal menos por día.

Las 7 Kcal / g utilizadas para calcular las Kcal a eliminar representan las calorías reales que se utilizan al consumir un gramo de grasa corporal: 7.000 Kcal están contenidas en un kg de grasa corporal.

Sin embargo, siempre debemos pensar teniendo en cuenta el resultado final: en conjunto, al final de las semanas de corte de calorías, tendremos que perder 4.900Kcal * 5 semanas (o por cuántas semanas se ha decidido), que corresponde a una pérdida total de 24.500 Kcal.

Ahora nos toca a nosotros decidir la estrategia a adoptar para alcanzar ese nivel: podemos optar por un corte constante de 4.900-Kcal por semana, o por un corte decreciente de calorías, comenzando con un corte inicial más claro, por ejemplo de 6.500Kcal y así sucesivamente, vaya bajando a medida que pasan las semanas: 6.500 la primera, 5.500 la segunda semana y 5.000 calorías la tercera semana, 4.000 la cuarta y 3.500 calorías la quinta semana.

Nada nos impide seguir otros caminos, lo importante es llegar al corte global de 24.500Kcal, considerando el ejemplo anterior.

En el período de una ***dieta hipocalórica*** de recomposición corporal a largo plazo tendremos días con recortes calóricos pero también es útil introducir días altos en calorías.

También en este caso las cantidades óptimas de proteínas y grasas deben mantenerse siempre fijas, aumentando o disminuyendo los carbohidratos.

No debes pensar en bajar demasiado rápido con las calorías, de lo contrario aumentará el catabolismo muscular.

En su lugar, supongamos una pérdida que oscila entre el 0,5% y el 1% del peso corporal por semana: en una persona de 70 kg, la pérdida debe ser de 350 a 700 g por semana.

Esto corresponde a eliminar entre 2.450 Kcal (350g * 7Kcal / g de grasa corporal) y 4.900 Kcal por semana, es decir, entre 350Kcal y 700Kcal por día.

Sabiendo, en este punto, el corte semanal, debemos ***decidir cómo hacer este corte de calorías dentro de la semana.***

El corte puede realizarse de forma constante, o de forma decreciente o cíclica, variando la ingesta de hidratos de carbono y grasas pero dejando siempre un consumo óptimo de proteínas.

En esta fase es válido lo dicho anteriormente respecto a la fase de corte dentro del período de bulking, es decir, realizar entrenamientos que acompañen al corte calórico y faciliten un aumento de la actividad metabólica, mediante la reducción de recuperaciones entre series y el aumento de repeticiones, utilizando cargas medias (65% -75% 1RM).

Como ya se ha comentado, solo haciendo un seguimiento del recorrido realizado mediante medidas periódicas podremos intervenir a tiempo y corregir el recorrido.

Solo con tiempo y constancia en los entrenamientos podremos alcanzar las metas que nos hemos propuesto. Sea lo que sea.

BIBLIOGRAFÍA

Arienti, Giuseppe, Le basi molecolari della nutrizione, 3.Ed., Padova, Piccin, 2011

Delavier Frederic., The Strength Training Anatomy, Human Kinetic,(2011)

Esposito, Daniele, Project Diet 1 e 2, Milano, Project Invictus (2017)

Esquerdo, Óscar Maria Enciclopedia degli esercizi di muscolazione, Cesena, Elika srl Editrice (2011) Ed.Or. (2008)

Ferlito, Alessio Project Strength, Brescia, Project Invictus (2016)

Johnston, Brian D., Eccellenza Tecnica, Firenze, Sandro Ciccarelli Editore, (2007), Ed.Or. (2003)

Johnston, Brian D., La scienza dell'esercizio, Firenze, Sandro Ciccarelli Editore, (2006), Ed.Or. (2003)

Lafay, Olivier Il Metodo Lafay , Milano, L'Ippocampo, (2011)Ed.Or., Paris (2004)

Liparoti, Fabrizio Project bodybuilding, Brescia, Project Invictus (2018)

Lyle McDonald Ultimate Diet 2.0

McArdle, Katch, Katch Exercise Physiology (1994)

Neri M.,Bargossi A.,Paoli A Alimentazione fitness e salute, Cesena, Elika, (2002)

Roncari, Andrea Project Exercise vol 1 e 2, Milano, Project Invictus (2017-2018)

Schoenfeld, Brad Scienza e sviluppo dell'ipertrofia muscolare, Firenze (2017) Tit.Or.: Science and development of muscle hypertrophy (2016)

Schoenfeld, Brad M.A.X. Muscle Plan, Firenze, Olympian's (2019) Tit. or. The M.A.X. Muscle Plan (2013)

Schwarzenegger, Arnold, The new Encyclopedia of Modern Bodybuilding, New York (1998)
Weineck Jurgen, L'allenamento ottimale, Perugia,2.ed. (2009), Tit.or. Optimales Training, 15.Ed. (2007)
Weider Joe, Ultimate Bodybuilding (1988)

Escriba a info@fitnessedintorni.it
para recibir asesoramiento personalizado

Visite www.fitnessedintorni.it
o escriba a info@fitnessedintorni.it

©2021 Andrea Raimondi
www.fitnessedintorni.it

AREdit.com